AF461247

LA

PRATIQUE THERMALE

A AMÉLIE-LES-BAINS

7 168
e
131 G

Ouvrage publié dans les *Archives de Médecine Militaire* (nos d'octobre et novembre 1886), et honoré d'un témoignage de satisfaction de M. le Ministre de la Guerre : Citation au *Journal Militaire officiel*, 1887.

ANGERS, IMPRIMERIE P. LACHÈSE ET DOLBEAU, RUE CHAUSSÉE SAINT-PIERRE, 4

LA

PRATIQUE THERMALE

A

AMÉLIE-LES-BAINS

PAR

Le Docteur Louis DELMAS

MÉDECIN-MAJOR DE 1re CLASSE

Avec Introduction de M. le Docteur DURAND-FARDEL

Membre de l'Académie de Médecine
Président du Congrès International d'Hydrologie de Biarritz, etc., etc.

SECONDE ÉDITION

REVUE ET AUGMENTÉE

PARIS

G. MASSON, ÉDITEUR

LIBRAIRE DE L'ACADÉMIE DE MÉDECINE

120, Boulevard Saint-Germain, en face de l'École de Médecine

M DCCC LXXXVII

PLAN DE L'OUVRAGE

PREMIÈRE PARTIE

Les Eaux sulfureuses

Notions générales. — Thermes militaires. — Mode d'administration des eaux. — Effets physiologiques et pathologiques. — Indications et prescriptions thérapeutiques.

DEUXIÈME PARTIE

Le Milieu thermal

Esquisse topographique et climatologique d'Amélie-les-Bains. — Des influences saisonnières locales et de leur relation avec le traitement thermal. — Du choix du système thermal approprié aux saisons, aux maladies et aux tempéraments. — Conseils hygiéniques aux baigneurs.

Appendice

Établissements civils. — Thermes Pujade. — Thermes Romains.

Planches

Griffon. — Conduite. — Réfrigérants. — Thermes militaires. — Topographie pulmonaire : *Signes conventionnels* et *schémas*.

INTRODUCTION

L'auteur de ce livre, un véritable traité des eaux d'AMÉLIE, m'a demandé de le faire précéder de quelques lignes d'introduction. Je le remercie d'avoir pensé que mon nom figurerait dignement en tête de son œuvre. Ce n'était point nécessaire : il suffit de jeter les yeux sur la table qui le termine pour être assuré de l'esprit de méthode consciencieuse qui l'a dicté. Il ne serait pas de bon goût d'en faire ici un autre éloge : je me permettrai seulement de présenter quelques remarques qui me sont suggérées par la pensée même dont l'auteur s'est inspiré.

Le Dr Delmas, attaché depuis plusieurs années à l'Hôpital militaire thermal d'AMÉLIE, a eu l'intention, en écrivant ce livre, d'initier ses futurs collègues à la médication sulfureuse, dont cette station est une des représentations les plus intéressantes. C'était là une tâche d'une utilité incontestable. On croit trop généralement qu'il suffit de faire d'une eau minérale un usage quelconque pour en obtenir des effets salutaires. Beaucoup de nos confrères de la pratique civile n'hésitent pas à formuler à l'avance la direction d'un traitement thermal sur lequel ils ne possèdent que les notions banales rencontrées dans le premier guide venu. Je ne parle pas du public qui, avec le sans-façon dont les gens du monde aiment à traiter les choses médicales, se livre à toutes ses fantaisies thermales, pour ne pas se donner la peine de recourir à des conseils autorisés.

Or j'affirme qu'un médecin, j'entends un médecin instruit et consciencieux, étranger à la médecine thermale, doit se trouver, en face d'une station inconnue, aussi embarrassé qu'un étudiant peut l'être, au milieu d'une pharmacie, avant d'avoir été initié aux principes et aux applications de la thérapeutique. Sa perplexité doit être grande surtout auprès des stations sulfureuses où la multiplicité des sources, la spécialisation de chacune d'entre elles, la diversité des modes d'administration, la délicatesse habituelle des affections qui en requièrent l'emploi, exigent toutes sortes de notions qui ne sauraient s'acquérir par une illumination spontanée.

AMÉLIE est le type le plus complet de ce groupe considérable et tout à fait particulier que fournit le département des Pyrénées-Orientales. Le caractère typique de ce groupe est la dégénérescence, c'est-à-dire la transformation des sulfures en sulfites et hyposulfites. Les eaux sulfurées perdent partout, instantanément ou très rapidement, leur intégrité au contact de l'air. Et cette altérabilité, qui pourrait au premier abord être considérée comme un défaut, se trouve être au contraire une qualité précieuse : elle entraîne en effet des transformations grâce auxquelles on possède, non plus comme ailleurs une médication unique, mais des médications multiples dont la thérapeutique peut faire des précieuses applications. L'altération des eaux sulfurées présente un grand nombre de variétés dans son mode comme dans son degré ou dans sa rapidité. Le mode d'altération des eaux des Pyrénées-Orientales, c'est-à-dire la transformation sulfitée, ne leur appartient pas exclusivement : à Cauterets, à Ax, etc., certaines sources présentent un phénomène identique ; mais nulle part celui-ci n'est aussi accusé et généralisé que dans la région à laquelle appartient Amélie.

Ici, les qualités particulières du climat, qui ont permis de ranger Amélie parmi les meilleures stations d'hiver, l'abondance extrême et la variété des sources, la multiplicité et l'excellence des installations, la magnifique ordonnance de l'Hôpital militaire offraient un champ particulièrement intéressant aux observations et aux expositions d'un médecin désireux d'instruire ses confrères après s'y être instruit lui-même.

En présentant au public médical une de ces œuvres distinguées dont notre corps de santé militaire est habitué à se faire honneur, l'auteur de ces lignes ne peut se défendre de rappeler l'accueil excellent et sympathique que le Congrès de BIARRITZ a reçu de toute la population d'AMÉLIE, et dont il sera conservé longtemps un précieux souvenir.

Dr DURAND-FARDEL.

Vichy, mai 1887.

AVANT-PROPOS

Cet ouvrage était en principe spécialement destiné aux Médecins. Il n'avait d'autre prétention que d'assister et de guider les collègues nouveaux venus à Amélie-les-Bains, dans leur phase d'initiation à la pratique thermale, en leur offrant un résumé succinct et pour ainsi dire aphoristique des notions de première nécessité sur la question des eaux sulfureuses de cette station privilégiée. Je ne pouvais espérer de plus précieuse récompense, ni de plus légitime satisfaction que celle de le voir accueilli avec une égale bienveillance par les confrères civils et par les camarades du corps de santé.

D'un autre côté, le succès qu'il a obtenu auprès des malades est venu très agréablement me démontrer l'intérêt qu'il leur avait inspiré contre mon attente. Aussi, la reconnaissance m'en faisant d'ailleurs un devoir, me suis-je décidé à présenter une nouvelle édition, mieux appropriée aux convenances personnelles de ces deux catégories de lecteurs.

Supprimer du texte primitif les expressions par trop techniques, sans en amoindrir la valeur scientifique, ni la précision, — rendre aussi exacte que possible la description de notre système balnéothérapeutique et l'augmenter d'une deuxième partie, exclusivement consacrée à l'étude des éléments constitutifs du *milieu thermal :* climat, topographie, influences saisonnières, choix de la méthode, conseils hygiéniques, — tel est le programme que je m'impose aujourd'hui dans ce but.

C'est, en définitive, une transformation complète de mon modeste travail : puisse-t-il ne rien perdre, sous ce nouvel aspect, de l'impression favorable qu'il a eu la bonne fortune de produire dès le début.

Amélie-les-Bains, 8 avril 1887.

PREMIÈRE PARTIE

LES EAUX SULFUREUSES

I

Notions sommaires sur les eaux minérales. — Considérations générales sur les eaux sulfureuses. — Amélie-les-Bains, sources thermales, Therme militaire.

On appelle *minérales* les eaux qui, en raison de leur température supérieure à celle de l'air ambiant ou de la quantité et de la nature spéciale de leurs principes salins et gazeux, sont ou peuvent être employées comme agent médicamenteux (1). *(Lefort.)*

Les sources minérales sont en rapport de composition avec leurs gisements. Ainsi des *terrains primitifs* sourdent presque toutes les eaux sulfureuses et à température élevée, contenant en proportions diverses les principes suivants : *hydrogène sulfuré, — acide carbonique libre, — silice libre, — carbonate de soude, — chlorure de sodium, — sels de chaux, — peu de fer.*

Leur thermalité est en raison de la profondeur de la nappe qui les alimente, elle se déduit de la formule très simple :

$$X \text{ (profondeur)} = 30 \text{ (T-10)}.$$

dans laquelle T représente la température de l'eau minérale à la source, 10 celle du milieu ambiant (moyenne) et 30 le nombre

(1) Quand la source surgit par un mouvement ascensionnel avec dégagement de gaz, on lui donne le nom de griffon.

de mètres en profondeur correspondant à l'augmentation par degré thermométrique.

Le débit d'une source thermale est subordonné à de nombreuses conditions qu'il est sans intérêt d'énumérer. Disons toutefois qu'il est très important de le connaître d'une façon précise, car c'est de lui que dépendent rigoureusement les ressources ou la *puissance balnéaire* d'un établissement. On entend par cette expression le nombre de bains qui peuvent être administrés par unité de temps, c'est-à-dire par vingt-quatre heures : le bain étant pris lui-même pour *unité balnéaire* et représentant la quantité moyenne de $0^{mc},333$ ou 333 litres. Le rapport entre le chiffre des bains et celui du débit s'exprime ainsi qu'il suit :

$$X \text{ (puissance balnéaire)} = \frac{V}{333} \text{ (débit en mètres cubes) ou simplement } \frac{V}{3}.$$

Si l'on prenait pour unité balnéaire la quantité d'eau nécessaire à une douche de quinze minutes, sachant que celle-ci dépense une moyenne de 250 litres, on aurait pour formule :

$$X \frac{V}{250} \text{ ou } \frac{V}{2}.$$

Les eaux sulfureuses se divisent en deux classes : les sodiques et les calciques, selon la base de leur sulfuration. Les premières, dites aussi *naturelles*, proviennent des *terrains primitifs*, les secondes ou *accidentelles*, des *terrains de transition*.

Les sulfurées sodiques se distinguent des calciques par leur thermalité plus considérable, leur minéralisation plus riche, surtout en chlorure de sodium, l'absence d'odeur sulfureuse à la source, le dégagement d'azote pur au Griffon, sans mélange d'acide carbonique.

Parmi les stations pourvues d'eaux sulfurées sodiques, on

cite : *Saint-Honoré* (Nièvre). — *Bagnols* (Lozère). — *Luchon* (Haute-Garonne). — *Eaux-Bonnes, Eaux-Chaudes* (Basses-Pyrénées). — *Cauterets, Barèges, Saint-Sauveur* (Hautes-Pyrénées). — *Ax* (Ariège). — *Vernet, Amélie-les-Bains, La Preste, Olette, Molitg* (Pyrénées-Orientales).

Elles présentent plusieurs caractères physiques communs :

Couleur. — Limpides au lieu d'origine ou en petite quantité, elles offrent, en grande masse et par effet d'optique, une teinte verdâtre. Elles deviennent jaunes ou opalines par dégénérescence et précipitation du soufre.

Odeur. — Les sulfurées sodiques ne dégagent d'odeur sulfhydrique qu'au bout d'un certain temps d'exposition à l'air.

Saveur. — Franche, arrière goût salé ou amer.

Onctuosité. — Attribuée aux silicates et à la matière organique ou glairine qui abondent, surtout dans les eaux des Pyrénées.

Toutes les eaux sulfureuses, sans exception, se modifient notablement au contact de l'air. Cette découverte, due à *Anglada*, a été reprise et étudiée par *Filhol*, qui admet les transformations successives du monosulfure de sodium, sous l'influence de l'oxygène, en :

Sulfhydrate de sulfure,
Eau,
Polysulfure,
Carbonate,
Hyposulfite de soude,
Et soufre, lequel se précipitant donne à l'eau son apparence laiteuse.

Parmi les nombreuses sources thermales d'Amélie (on n'en compte pas moins de vingt), une seule, le Grand Escaldadou, suffit, par l'abondance de son débit (508 mètres cubes en vingt-quatre heures), à l'alimentation des Thermes militaires. Elle a été acquise par l'État en 1848 et captée sous la direction de l'ingénieur *François* et du chef du génie *Puygary* : son analyse faite une première fois par *Anglada* (1833), répétée en 1858 par *Poggiale*, a fixé ainsi qu'il suit sa composition chimique :

Température au Griffon..... 61°.
— aux thermes... 59°.

	Par litre.		Par litre.
Sulfure de sodium........	0gr,012	Silicate de soude..........	0gr,118
Chlorure de sodium.......	0 ,044	Alumine et oxyde de fer...	0 ,004
Carbonate de soude.......	0 ,070	Chaux et magnésie........	Traces
Carbonate de potasse......	0 ,010	Glairine..................	0gr,009
Sulfate de soude...........	0 ,049		

Total par litre : 0gr,317.

Pour donner un terme de comparaison qui fixe immédiatement les idées, nous dirons qu'elle est trois fois moins sulfureuse et beaucoup plus thermale que celle de Barèges, sa similaire par l'ensemble des principes minéralisateurs. Celle-ci, avec une température de 44°, contient 0gr,036 de sulfure. Les Eaux-Bonnes, qui rivalisent avec celles d'Amélie pour la spécialité du traitement des affections pulmonaires, contiennent deux fois plus de sulfure, six fois plus de chlorure de sodium et ont une thermalité moitié moindre (32° au lieu de 61°).

Les travaux de captage et de conduite des eaux du Grand Escaldadou à l'Hôpital militaire, éloigné de 376 mètres du Griffon, font le plus grand honneur aux Ingénieurs qui les ont conçus. Amener aux Thermes des eaux sulfureuses intactes et au même degré thermique, malgré la distance, sachant combien le mouvement est nuisible à leur conservation, et des eaux sulfureuses refroidies sans altération aucune, tel a été le double et difficile problème pleinement résolu par *M. François.*

Captage. — Le Griffon du Grand Escaldadou émerge d'un rocher de gneiss porphyroïde qui sert d'ossature à la Serrat d'en Merle ; il s'échappe par une cheminée à peu près verticale, de 7 à 8 mètres de profondeur et d'une dimension de 0m,30 sur

$0^{m},08$. (Planche I.) Rappelons en passant, à titre de curiosité archéologique d'un grand intérêt, la découverte de plusieurs monnaies de cuivre à l'effigie des empereurs Caïus et Lucius, et de quelques plaques de plomb, gravées de fines inscriptions (1), qui, lors des sondages d'exploration, furent ramenés de la profondeur de cette singulière cheminée, où la pression ascendante de l'eau les avait fixées au-dessous d'un étranglement du roc.

Un bassin de captage reçoit le Griffon à son émergence. Toutes les précautions voulues ont été prises pour garantir l'eau de l'action altérante de l'air et diriger son écoulement selon les nécessités du service. Ainsi le bassin représente une chambre hermétiquement close, d'une capacité de 300 décimètres cubes, et où $0^{m},02$ à $0^{m},03$ séparent de la voûte le niveau constant de l'eau thermale. Vu l'extrême rareté des explorations du bassin, on peut considérer cet espace supérieur comme absolument dépourvu d'air et entièrement occupé par les gaz et la vapeur d'eau qui s'échappent du Griffon. L'unique regard ménagé dans la voûte est fermé par un obturateur très lourd, autoclave et caoutchouté. Cette voûte sert de plancher à une chambre supérieure, qui en permet l'accès, et s'ouvre au dehors sur le flanc de la montagne. (Planche I.) Enfin le fonctionnement du bassin est assuré par trois tuyaux de plomb superposés : le supérieur sert de tuyau de trop plein et a la forme d'un siphon renversé, constamment amorcé, grâce à un certain degré d'immersion permanente de son embouchure, et aboutissant à un canal d'irrigation utilisé par les cultivateurs riverains. Un branchement de ce tuyau permet, le cas échéant, d'alimenter le bassin de jaugeage, situé plus bas, à une distance

(1) Les objets en cuivre se trouvaient à l'état de sulfure dans toute leur épaisseur. Ceux en plomb étaient par contre admirablement conservés.

de 3 mètres. Un deuxième tuyau sert de conduite normale à l'eau et l'amène à la conduite en poterie après un parcours de 12 mètres ; au point de rencontre de ces deux conduites se trouve le robinet de prise de l'Hôpital. Enfin un tuyau inférieur est utilisé pour la vidange du bassin.

Conduite. — Du Griffon aux réservoirs des Thermes, l'eau franchit une distance de 376 mètres avec une pression de 19 mètres, résultant des différences de niveau de ces points extrêmes. La conduite d'amenée a la forme générale d'un siphon renversé, dont le point le plus déclive, situé au milieu du pont aqueduc construit sur le Mondoni, est à 26 mètres au-dessous de l'émergence. Il y a ensuite un relèvement de 8 mètres jusqu'à l'entrée dans les réservoirs. Cette conduite se compose, ainsi que nous venons de le voir, de deux ordres de tuyaux : en plomb, du Griffon à la prise (12 mètres); en poterie vernissée, de la prise aux réservoirs (364 mètres), ceux-ci enveloppés d'un manchon de ciment et de cailloutis pour éviter le rayonnement, sont de plus munis de distance en distance de robinets de remous avec souffleurs destinés à faciliter l'issue de l'air qui, par un motif quelconque, aurait pu s'introduire dans l'intérieur de la conduite. On a donné à ces tuyaux une section uniforme de $0^m,075$, calculée de façon à assurer l'écoulement constant à pleine charge de l'eau sulfureuse dans toute la longueur de leur parcours. La galerie d'amenée ne dépasse pas en amont le robinet de prise ; au-dessus d'elle se trouvent, à partir de ce point, deux autres galeries beaucoup plus courtes, mais absolument semblables sous tous les rapports : l'une, l'intermédiaire, ne sert plus aujourd'hui à aucun usage. C'était autrefois le réservoir de captage recevant les eaux du Griffon par une cheminée verticale creusée dans sa voûte ; les eaux s'y précipitaient ainsi avec des effets de trombe qui occasionnaient une désulfuration presque immédiate ; la galerie supérieure n'est autre chose que la chambre construite dans la montagne, au-dessus du bassin de captage. La hauteur intérieure de ces galeries est suffisante pour permettre la libre circulation dans toute leur étendue et assurer par suite la surveillance de la conduite.

Une disposition non moins simple qu'ingénieuse sert d'ailleurs de contrôle permanent du bon fonctionnement de la conduite. Au point le plus déclive signalé plus haut, la voûte de l'arche centrale du pont-aqueduc a été percée de part en part d'un orifice pourvu d'une soupape. Les fuites accidentelles d'eau sulfureuse, venant nécessairement aboutir à ce point, s'échappent par l'ouverture dont leur poids fait jouer la soupape et, tombant du haut du pont dans le Mondoni, révèlent de la sorte aux yeux les moins attentifs le genre de perturbation survenu dans la conduite.

Réfrigération. — Au sortir du pont du Mondoni, c'est-à-dire à 262 mètres du Griffon, un branchement en plomb s'inplante sous forme d'Y incliné sur la conduite en poterie, et sert à conduire l'eau sulfureuse chaude dans les tuyaux de réfrigération. Une branche de l'Y reste dans la galerie d'amenée ; elle y suit un canal creusé pour la recevoir le long du pied droit : c'est le Petit Réfrigérant. L'autre branche traverse le mur de droite et se rend dans un canal plus considérable aménagé dans une galerie latérale adossée à celle d'amenée et fermée comme elle en maçonnerie. Cette galerie spéciale prend le nom de Grand Réfrigérant. Là la deuxième branche de l'Y s'abouche avec un serpentin formé de trois tuyaux en plomb, parallèles à celui du petit réfrigérant dont ils ont également les dimensions et la longeur, communiquant en outre, deux à deux, à l'aide de chambres de fonte qui coiffent leurs extrémités dans l'ordre suivant :

Tuyau interne : amorcé à la conduite en poterie — réuni à son extrémité du côté des Thermes avec le *tuyau moyen.* — Celui-ci réuni à son extrémité du côté du pont avec le *tuyau externe* qui devient ainsi le tuyau de sortie du serpentin et se réunit lui-même avec le tuyau du PETIT RÉFRIGÉRANT, un peu avant d'entrer dans les réservoirs.

Dans ces deux canaux coule, à pente rapide et en sens inverse de l'eau thermale, un courant constant d'eau froide fourni par une prise d'eau amorcée au Mondoni (1). Un seul canal extérieur alimente le PETIT RÉFRIGÉRANT : le même courant d'eau le parcourt dans toute sa longueur. Le GRAND RÉFRIGÉRANT est desservi par deux canaux qui se le partagent également : le courant venant du côté des Thermes s'arrête au milieu et se détourne dans un canal latéral et fermé, parallèle à la galerie; il est ensuite remplacé par un nouveau courant qu'amène un canal spécial. — Ces trois courants; celui du PETIT RÉFRIGÉRANT celui du GRAND RÉFRIGÉRANT, et celui du canal extérieur, vont se réunir dans un égout collecteur qui se déverse sur la berge droite du Mondoni, auprès de la culée du pont, et à une assez grande hauteur pour former une chûte bruyante et tumultueuse. En temps de fonctionnement normal des tuyaux, l'eau de cette chûte ne présente aucune altération : une fuite quelconque, même de peu d'importance, vient-elle à se déclarer, la présence intempestive de l'eau sulfureuse, ne tarde pas à être dénoncée par la couleur laiteuse de l'eau qui se précipite dans le Mondoni.

Tel est le remarquable système de réfrigération adopté à nos Thermes. L'eau sulfureuse chaude, à 59°, après avoir subi d'un côté dans le tuyau unique du PETIT RÉFRIGÉRANT (114 mètres de longueur), et de l'autre dans les trois tuyaux communiquant

(1) Cette prise d'eau coule à ciel ouvert : d'où résulte en été une assez grande difficulté de réfrigération par suite de l'élévation de la température ambiante, d'autant plus active que la quantité d'eau fournie par le Mondoni se trouve alors considérablement restreinte. On éviterait cet inconvénient en voûtant la conduite jusqu'à son entrée dans les réfrigérants.

du Grand Réfrigérant (3 fois 114 mètres ou 342 mètres), le contact d'un courant froid et continu, n'a plus à son entrée dans les bassins, qu'une température variant, selon la saison, entre 19 et 26°, et cela en conservant l'intégrité absolue de sa composition minérale.

Réservoirs. — La conduite d'amenée, doublée maintenant d'une conduite d'eau réfrigérée, a pour aboutissant les réservoirs destinés à assurer les besoins du service thermal. Ces réservoirs, au nombre de sept, sont construits côte à côte sur la même ligne, à une hauteur moyenne de 4 mètres au-dessus du plafond des Thermes. Ceux des douches, profonds de 1m,50, ont une hauteur de 8m,50 à leur voûte, de 7 mètres à leur base au-dessus du sol des Thermes : c'est-à-dire que la pression qu'ils fournissent varie de 7 mètres à 8m.50 d'après le niveau de l'eau qu'ils contiennent. Voici la nomenclature de ces réservoirs. V. Pl. IV :

Réservoir n° I. — Eau sulfureuse chaude pour douches (officiers)...	16mc
Réservoir n° II. — Eau sulfureuse réfrigérée pour douches (officiers).	27
Réservoir n° III. — Eau sulfureuse réfrigérée pour piscines, baignoires, douches des baignoires et buvettes	137
Réservoir n° IV. — Eau douce chauffée, provenant d'un serpentin en plomb aménagé dans le réservoir n° 5 et alimenté par l'eau du Mondoni, destinée à la préparation des bains mitigés...........	18
Réservoir n° V. — Eau sulfureuse chaude pour piscines, baignoires, douches des baignoires et buvettes..............................	68
Réservoir n° VI. — Eau sulfureuse chaude pour douches (soldats)..	16
Réservoir n° VII. — Eau sulfureuse réfrigérée pour douches (soldats).	27
Total	291mc d'eau thermale.

quatorze heures sont nécessaires pour les remplir. Leur capacité permet d'exécuter successivement trois séries complètes de prescriptions thermales exigeant le fonctionnement simultané de tout le système *(Piscines. — Baignoires. — Douches, — Pulvérisateurs)*, à raison de 102 mètres cubes et 120 malades par série, c'est-à-dire en définitive de traiter 360 malades en quatre heures (1). Tous sont construits sur le même modèle, en maçonnerie cimentée ; leur voûte en arc bombé est percée d'un regard à obturateur autoclave qui ne s'enlève qu'en cas de réparation. Des tuyaux de trop plein parent à l'excès de remplissage et peuvent servir, à l'aide d'une disposition particulière, à remplir la grande piscine ; sinon ils se déversent dans l'égout collecteur des eaux des Thermes. — Les bassins 1 et 6 communiquent entr'eux, ils se remplissent et se vident ensemble, c'est-à-dire que la pression est toujours la même dans les deux. — Il en est de même des bassins 2 et 7. — Enfin un jeu de tuyautage très compliqué et qu'il est inutile de décrire ici, fait communiquer les bassins avec tous les appareils de distribution des eaux (2). Un inconvénient assez sérieux, mais dont on a exagéré, je crois, l'importance, est inhérent à ce mode d'installation. Les bassins ne pouvant jamais être exactement pleins et renouvelant chaque jour leur provision d'eau, il en résulte que celle-ci s'y trouve en contact permanent avec une couche d'air inévitable, variant avec l'espace qui sépare la surface liquide de la clef de voûte. D'où une certaine altération de l'eau sulfureuse, évaluée à 0gr 003 de perte de sulfure par litre, au sortir des réservoirs. Cette légère

(1) En tenant compte des 80 mètres cubes (20 par heure) que, pendant ce temps, les réservoirs auront reçu de la conduite.

(2) Le fonctionnement des bassins est complété par un système de débit de trop plein fort ingénieux et très pratique qu'il me paraît utile de faire connaître.

Les réservoirs 1 et 6 (eau chaude) communiquant ensemble, ainsi que nous l'avons dit plus haut, il suffit par conséquent de vider ou de remplir l'un des deux pour produire dans l'autre les mêmes fluctuations de niveau. Aussi n'ont-ils pour eux deux qu'un seul tuyau de trop plein qui fait communiquer le réservoir n° 6 avec le n° 5, son voisin (eau chaude pour piscines), où il se déverse. Celui-ci est pourvu d'un tuyau qui franchit les réservoirs et va alimenter automatiquement la piscine

déperdition amoindrit-elle sensiblement l'efficacité des eaux ? l'expérience ne l'ayant pas encore démontré, il est permis de la considérer jusqu'à présent comme une quantité à peu près négligeable.

Thermes

Le service des Thermes est installé dans un bâtiment spécial, séparé de l'hôpital proprement dit, mais communiquant avec lui par un couloir fermé. Trois piscines, — Quinze baignoires, — Dix douches isolées, — Sept douches associées à des baignoires. — Un cabinet pour étuves. — Une salle de pulvérisation, — Une salle d'inhalation et quatre buvettes, telle est la composition de notre système thermal.

Au point de vue de l'aménagement, il présente trois divisions spéciales appropriées à autant de catégories distinctes de malades.

I. — Thermes des officiers. — Les locaux réservés aux officiers comprennent :

Un cabinet, à 5 baignoires avec douches dites en col de cygne.

Une piscine, en marbre blanc, de 17 mètres cubes pouvant contenir 17 malades. Ces deux locaux communiquent avec un vestibule vestiaire.

des soldats, dès que le réservoir n° 5 est rempli. Même disposition pour les réservoirs 2 et 7 (eau réfrigérée), le n° 2 communique avec le réservoir 3, eau réfrigérée pour piscines qui reçoit son trop plein. Le tuyau de trop plein du réservoir n° 3 se rend, comme celui du n° 5, à la piscine des soldats, et, si leur robinet d'écoulement a été convenablement gradué, l'eau sulfureuse chaude et l'eau sulfureuse réfrigérée qu'ils amènent se mélangent de façon à obtenir, sans intervention de l'infirmier-baigneur, la température de 36°. C'est-à-dire que la piscine s'est préparée toute seule. La piscine des soldats, une fois remplie, verse à son tour son trop plein dans celle des sous-officiers, où se répète la même opération.

Deux cabinets, à deux baignoires — sans douches — pourvues d'une batterie de quatre robinets qui permettent de préparer soit des bains sulfureux purs, soit des bains mitigés, soit des simples bains d'eau douce, les robinets sont alimentés à cet effet :

Un par l'eau sulfureuse chaude,

Un id. réfrigérée.

Un par de l'eau douce chaude venant du réservoir n° 4.

Un par de l'eau douce froide fournie par la prise d'eau qui assure les besoins généraux de l'hôpital.

Un cabinet, pour douches ascendantes, avec siège de marbre.

Un cabinet, pour étuves sèches, à gradins de marbre : une cheminée en marbre, dont on peut graduer l'orifice, reçoit les vapeurs qui se dégagent d'un réservoir inférieur et les répand dans la chambre, tombée en désuétude; mais pourrait être facilement utilisé.

Un vestiaire, pour les malades à doucher.

Un séchoir, pour le linge que l'on étend sur des étagères formées par des tuyaux en serpentin et recevant de l'eau chaude.

Un cabinet, pour étuves sèches, en communication avec un générateur.

Trois cabinets de douches, construits et aménagés d'après un modèle uniforme. — Appareils composés de deux tuyaux recevant l'un l'eau sulfureuse chaude et l'autre l'eau sulfureuse réfrigérée : communiquant ensuite séparément à l'aide d'un robinet à béquille, avec une boîte sphérique, où s'opère le mélange et d'où descend verticalement un tube très court où se visse soit une lance à pomme d'arrosoir, soit une lance à jetons mobiles, percés de diverses manières pour obtenir des jets proportionnés (en jet plein, en lame, en pluie), soit enfin un tube en caoutchouc, de 2 mètres de longueur, servant à administrer les douches latérales et dont l'embout s'adapte aux mêmes appareils de distribution. — Le niveau du bassin en granit, où s'installe le malade pour recevoir sa douche, est à peu près uniformément de 7 mètres au-dessous de la base des réservoirs. — Un petit escalier scellé au mur, comme l'appareil, sert à l'usage du doucheur. — Enfin dans un angle à hauteur d'homme, une petite fontaine en marbre est placée, sous forme d'encoignure, au dessous d'un robinet d'eau douce froide.

Enfin une *salle de repos*, chauffée, pourvue de plusieurs canapés-lits avec leurs accessoires, et une *buvette* à deux robinets libres : eau sulfureuse chaude et eau sulfureuse réfrigérée.

II. — Thermes des Sous-Officiers. — Les sous-officiers ne disposent que de deux locaux réservés : *un vestiaire* et *une piscine* en granit de 27 mètres cubes. Ils prennent les bains de baignoires et les douches aux thermes des soldats.

III. — Thermes des Soldats. — Ils se composent des locaux suivants :

Une piscine natatoire en granit, de 59 mètres cubes pouvant recevoir plus de 50 malades.

Deux cabinets à deux baignoires.

Deux cabinets à une baignoire avec douche en col de cygne.

Cinq cabinets de douches, dont trois exactement semblables à ceux des officiers. Les deux autres occupant les deux angles du bâtiment se distinguent par leur plus grande capacité, le développement plus considérable de leurs appareils, et l'augmentation de la hauteur de chute de la douche, en même temps par l'installation d'un troisième tuyau, au voisinage immédiat des tuyaux d'eau sulfureuse, et permettant de donner une douche d'eau douce froide. — Un de ces deux cabinets contient deux appareils qui, en raison de leur hauteur de chute ($3^m,020$-$2^m,630$) distribuent les plus fortes douches de nos Thermes.

Une buvette à deux robinets.

Les baignoires sont les mêmes dans les deux divisions, en marbre gris et à une tête, pourvues de robinets que l'infirmier-baigneur peut seul faire fonctionner.

Les piscines, baignoires et bassins de douches se déversent dans un égout collecteur qui sert au nettoyage des égouts des latrines de l'hôpital, dont le déversement s'opère avec une très forte chasse sur deux points distincts du Mondoni.

Locaux communs a tous les malades. — *Salle de pulvérisation.* — L'installation comprend une série de six appareils (4 fixes, — 2 mobiles) disposés sur les bords d'une table ronde en marbre blanc, autour de laquelle les malades viennent s'asseoir. Ces appareils sont alimentés par une pompe aspirante et foulante pouvant donner 14 atmosphères de pression.

Salle d'inhalation. — Abandonnée pour le moment à cause des défauts de sa construction. Le dégagement de gaz et de vapeurs d'eau sulfureuse doit s'y faire par une série de tubes munis d'embouchures, émergeant d'une sorte de cénotaphe en maçonnerie qui recouvre, au centre de la salle, un bassin destiné à recevoir l'eau sulfureuse à vaporiser. Celle-ci amenée par un tube à petit orifice se brise, grâce à sa pression. sur un disque en forme de lentille élevé au centre du bassin : par suite les gaz et les vapeurs, mis en mouvement dans la chambre du cénotaphe, se répandent au dehors à travers les tubes qui plongent dans son intérieur. C'est une application en grand du système connu sous le nom de *pot de Cauterets*.

Or jusqu'à présent, on n'a obtenu comme fonctionnement qu'un excès de vapeur d'eau et une insuffisance complète de gaz, résultat diamétralement opposé au but que recherche ce mode de traitement thermal. Chose d'autant plus regrettable, que la salle est en elle-même bien conçue, gaie, aérée, très lumineuse, très apte en un mot à se transformer en un lieu de distraction où les malades pourraient bénéficier à loisir des effets de l'inhalation. Espérons que la question sera bientôt reprise et trouvera enfin une solution pratique.

Les baignoires, les douches, les piscines et les buvettes sont alimentées en temps ordinaire par les réservoirs : mais lorsque ceux-ci deviennent indisponibles, le service des bains et des piscines n'est pas moins assuré par une prise directe s'abouchant aux conduites d'amenée, un peu avant leur entrée dans les bassins; les douches indépendantes cessent alors de fonctionner, car elles ne reçoivent d'eau que des bassins qui leur sont affectés : celles des baignoires restent quand même disponibles, leur alimentation étant solidaire de celle des baignoires et piscines, c'est-à-dire pouvant se contenter comme elles de la prise directe.

Les pulvérisateurs sont desservis en tout temps par la prise directe.

II

Des divers modes d'administration des eaux sulfureuses à l'Hôpital thermal d'Amélie.

Le mode d'administration des eaux thermales varie sensiblement d'une station à l'autre; il est en effet subordonné à la puissance balnéaire, à la nature des eaux, au genre de maladie et au tempérament du baigneur. A l'Hôpital militaire d'Amélie l'eau sulfureuse est administrée en boisson, en bains, en douches et en pulvérisation. Nous allons passer en revue les détails du *modus operandi* propre à chacun de ces procédés; leurs indications thérapeutiques feront l'objet d'un chapitre distinct.

Usage interne.

La règle traditionnelle d'associer, dans la généralité des cas, l'usage interne des eaux minérales à leurs divers modes d'administration externe, se justifie par l'action spéciale et directe qu'elles exercent sur la muqueuse digestive, aussi bien que par la rapidité et la sûreté de l'absorption des principes minéralisateurs. En raison de leur thermalité élevée, les eaux d'Amélie pouvant déterminer, par cette voie plus intime, des effets d'excitation dangereux pour les organes internes, il est prudent de ne les prescrire au début qu'à des doses très faibles, qu'on augmentera ensuite progressivement selon la tolérance des individus. On ira ainsi d'un *demi quart* ou *un quart* à *trois quarts* de verre matin et soir, sans jamais dépasser la dose de *un* verre.

Pour conserver à l'eau son plus grand degré de pureté possible, les malades vont eux-mêmes la boire aux diverses buvettes des Thermes. Or ces buvettes ne débitant, par leurs deux robinets libres, que de l'eau trop chaude ou de l'eau trop froide, il en résulte dans la pratique un inconvénient des plus sérieux. Le malade, obligé de préparer lui-même son mélange des deux eaux, en arrive le plus souvent, par maladresse ou par négligence, à faire choix d'un degré thermique inopportun. Il boit en définitive ou de l'eau trop chaude ou de l'eau trop froide, ce qui peut occasionner des accidents ou tout au moins des inconvénients dont il serait injuste d'accuser le traitement thermal.

Les buvettes devraient être disposées de façon à pouvoir donner une température déterminée, appropriée aux cas individuels et précisée par le Médecin-traitant. Pour cela il suffirait de les munir d'un tuyau de mélange dans lequel la combinaison des deux eaux s'effectuerait à un degré constant, mais différent selon les buvettes qui porteraient, inscrit sur un écriteau, le chiffre très visible de leur température. A l'heure prescrite pour ce genre de distribution, un infirmier désigné serait chargé de la préparation des buvettes ; il ne resterait plus au malade qu'à choisir celle qui lui a été recommandée. Les quatre buvettes représenteraient de la sorte quatre sources thermales différentes auxquelles on affecterait les températures de 30, 35, 40, 45° (1).

Dans l'état actuel des choses, il est très utile que le médecin traitant donne au malade des indications sur le degré de l'eau qu'il lui a ordonné de boire en quantité déterminée.

De toute façon l'eau doit se boire à jeun ou au moment le plus éloigné du dernier repas. Les bains et les douches se prendront toujours avant l'eau de boisson. A Amélie, l'eau sulfureuse, à peu près exempte de mauvais goût, est habituellement bue pure, sans addition de lait ou d'infusion aromatique.

Bains.

La question des bains, si simple au premier aspect, présente en réalité une certaine complexité de détails, qu'il importe de connaître. Ainsi :

Au point de vue thermal, — on distingue les bains en : chauds,

(1) En attendant la réalisation de ce desideratum, j'ai adopté comme règle de ne laisser boire les malades que sous la surveillance d'un infirmier baigneur désigné à cet effet : celui-ci a pour consigne de préparer lui-même le mélange des deux eaux au degré prescrit. Ou, en l'absence d'indications, de s'en tenir à la température moyenne de 32°.

Les buvettes étant réglées, c'est-à-dire leurs robinets ouverts depuis assez longtemps pour que la température des deux eaux reste invariable, les proportions du mélange ne dépendent plus que du degré de l'eau réfrigérée. Exemple : Avec de l'eau réfrigérée à 23° et de l'eau chaude à 55°, il faudra partie égale de l'une et de l'autre pour obtenir 32°. La quantité d'eau réfrigérée diminuera, dans tous les cas, avec sa température.

tempérés, frais. Les bains froids appartiennent exclusivement à l'hydrothérapie.

Au point de vue minéral, — les bains sont sulfureux purs, ou mitigés.

Au point de vue du système balnéaire, — on a des bains de piscine ou des bains de baignoires.

Au point de vue du système d'application, — on prescrit des bains entiers, ou des bains de pieds, et des demi-bains.

I. — Thermalité. — BAINS CHAUDS : 38 à 42°. — Se prescrivent dans les cas où l'on veut obtenir une excitation très prononcée. — Leur durée ne doit pas dépasser une demi-heure; un quart d'heure est habituellement suffisant. Il est même prudent de ne commencer que par dix minutes et de recommander au malade l'emploi d'une serviette, mouillée d'eau froide, autour de la tête pour éviter la congestion de l'encéphale. — Se prennent exclusivement dans les baignoires.

BAINS TEMPÉRÉS : 33 à 38°. — Répondent à l'indication d'une stimulation moyenne. Ce sont ceux que l'on ordonne le plus communément à la température de 36°. — Durée maximum : une heure; au début, une demi-heure. — Se prennent dans les baignoires et dans les piscines.

BAINS FRAIS : 30° à 33°. — S'emploient comme sédatifs, dans des cas déterminés et peu fréquents. — Durée maximum : une demi-heure. — A prendre exclusivement dans les baignoires.

II. — Minéralisation. — BAINS SULFUREUX PURS. — C'est à-dire sans mélange d'eau douce chaude ou froide, — se prennent dans toutes les baignoires et piscines. — La faible sulfuration des eaux d'Amélie permet de les prescrire dès le début, dans l'immense majorité des cas. Au point de vue de l'intolérance, leur thermalité est en effet bien plus à craindre que leur minéralisation.

BAINS MITIGÉS. — S'obtiennent par le mélange, à peu près égal, d'eau sulfureuse et d'eau du Mondoni; combinaison que permettent seules, la piscine des officiers, les quatre baignoires installées dans les deux petits cabinets de bains des officiers dont j'ai décrit plus haut le système de tuyautage et une des deux baignoires isolées des Thermes des soldats.

III. — Système de balnéation. — Bains de piscine. — Se préparent à la température uniforme de 36°, l'action de l'eau sulfureuse y trouve un puissant auxiliaire dans la riche atmosphère thermale qu'entretiennent les exhalaisons de la piscine. Aussi doit-on les interdire aux malades atteints de phtisie pulmonaire et à ceux que la buée incommode tout particulièrement, ou qui sont prédisposés aux congestions viscérales. Les malades atteints d'affections cutanées et les syphilitiques ne doivent y être admis qu'entr'eux par mesure prophylactique qu'il est à peine besoin de signaler ici.

Bains de baignoires. — Ne doivent être prescrits, en principe, qu'aux malades qui désirent ou ont besoin d'être seuls, — et à ceux qui ne peuvent supporter la forte buée des piscines.

IV. — Mode d'application. — Bains entiers. — Se prennent dans les piscines et dans les baignoires.

Demi-bains. — Leur lieu d'élection est la piscine, et la partie immergée ne doit pas dépasser l'ombilic. — Moyen terme entre les bains entiers et les bains de pieds, il convient de les recommander aux malades excitables et enclins à l'oppression ou aux palpitations, au simple contact de l'eau thermale sur la région précordiale, mais peu disposés à s'enrhumer et peu sensibles ou préalablement acclimatés à l'action de la buée. — La partie du corps non immergée devra toujours être suffisamment recouverte d'une pélerine ou d'un gilet de laine pour la mettre à l'abri de la moindre impression de froid.

Bains de pieds. — A peu près exclusivement ordonnés aux sujets qui ne peuvent supporter sans danger l'action du bain entier ou du demi-bain, — tels que : les phtisiques en général, certains asthmatiques et cardiaques, — doivent être administrés dans les baignoires où la buée est relativement peu intense. En laissant ouverts dans une certaine mesure les robinets d'arrivée et de vidange de la baignoire, on obtient les *pédiluves à eau courante* qui présentent sur les *pédiluves ordinaires* l'avantage d'une température constante, c'est-à-dire d'une révulsion soutenue, mais aussi les inconvénients d'un dégagement plus considérable de vapeurs d'eau, avec une désulfuration plus rapide.

Douches.

Il importe de ne pas perdre de vue que l'administration des douches d'eau minérale est fort différente de ce qu'elle est en hydrothérapie. Les deux systèmes n'ont de commun que l'action mécanique : les effets curatifs de l'un sont uniquement dûs à la violente impression de froid, provoquant sur l'organisme tout entier ou sur l'organe malade une commotion qui ne sera suivie d'une réaction salutaire qu'à la condition d'être brusque et rapide. Les douches d'eau sulfureuse, nécessairement chaudes, puisque c'est une raison presque absolue de la conservation des propriétés thérapeutiques de cette sorte d'eau minérale, agissent par leur thermalité, par leur durée, et par leurs principes chimiques. D'où résultent, dans la pratique, des indications et un *modus operandi* distincts que nous allons essayer de déterminer.

I. — Action mécanique. — A ce point de vue les douches sont : *Fortes, moyennes* ou *faibles*, selon la pression.

La pression d'une douche est proportionnée au volume et à la hauteur de chute de la colonne liquide qu'elle fournit. A l'Hôpital d'Amélie la pression initiale est uniformément de 7 à 8m50, selon le niveau de l'eau thermale dans les réservoirs; mais la hauteur de chute des divers appareils n'est pas absolument identique dans tous les cabinets. Bien qu'il n'y ait, sous ce rapport, que des différences peu considérales, je n'en crois pas moins utile dans la pratique de faire connaître ces variations, car il est incontestable qu'elles peuvent avoir des résultats appropriés à des indications distinctes.

Voici quelle est la progression de cette hauteur de chute selon les locaux :

DÉSIGNATION DES LOCAUX		HAUTEUR de CHUTE
Cabinet des cinq baignoires (Officiers)..		2m,340mm
Cabinet de douches (Officiers)		2 440
Douches des baignoires des Soldats.....		2 440
Cabinet à une douche (Soldats)		2 530
Cabinet à deux douches (Soldats)	1 ...	2 630
Cabinet à deux douches (Soldats)	2....	3 020

Ces éléments aideront à préciser en pleine connaissance de cause le local où il conviendra d'envoyer le malade à doucher.

Quant au volume de la colonne liquide, il est naturellement en rapport avec les dimensions des tuyaux distributeurs de la douche. Nos appareils présentent à ce point de vue quelques variations qu'il n'est pas inutile de faire connaître car elles ont servi de base à la classification officielle adoptée par le génie, en douches : *grandes*, *moyennes* et *petites*.

Les *grandes douches*, correspondent aux trois appareils installés dans les cabinets 18 et 19 (Thermes des soldats) et dont la section des tuyaux d'alimentation est de 38 millimètres.

Les *douches moyennes* appartiennent aux appareils des cabinets 10, 11, 12 (officiers), 15, 16, 17 (soldats) : — section : 32 millimètres.

Les *petites douches* sont données par les sept appareils des cabinets de bains : — section : 30 millimètres.

Disons cependant que la raison d'être de cette nomenclature se justifie par les différences de hauteur de chute signalées précédemment, bien plus que par celles des sections des tuyaux, car, pour faciliter le bon entretien des appareils, on a invariablement donné à l'orifice du tuyau distributeur de chaque douche une dimension et un pas de vis uniformes permettant l'emploi d'un modèle unique de pomme d'arrosoir, de robinet ou de virole à jetons. — Quoi qu'il en soit on obtient très aisément dans la pratique, avec chacun de nos appareils, les pressions les plus variées en vissant un robinet indépendant, au-dessus de la pomme d'arrosoir ou du jeton : il suffit alors de donner au robinet une ouverture déterminée pour modifier dans le même sens le volume de la douche. — C'est ce que j'ai l'habitude de prescrire à l'infirmier baigneur sous la désignation de :

Pression entière. — Sans robinet ou robinet complètement ouvert.

Demi pression. — Robinet à moitié ouvert.

Tiers ou quart de pression. — Robinet ouvert d'un tiers ou d'un quart.

On arrive de la sorte à rendre tolérable le choc de la douche sur des parties très mal disposées à le supporter, telles que les saillies osseuses des membres et principalement les surfaces des os longs atteints de périostite chronique, ou les cals douloureux de fractures vicieusement consolidées.

II. — Thermalité. — On distingue les douches en : *Chaudes* (38 à 42°), — *Tempérées* (33 à 38°). — *Froides (hydrothérapie)*. — *Écossaises,* c'est-à-dire alternativement chaudes et froides : question que nous allons reprendre au paragraphe des effets curatifs.

Il est de la plus haute importance de déterminer le degré précis de la douche, puisque c'est de lui qu'en dépendent la durée et l'action thérapeutique. — Nos appareils n'étant pas pourvus de bâches de mélange accessibles aux explorations thermométriques, l'épreuve de la température ne peut se faire qu'en exposant le thermomètre au milieu et à moitié hauteur de la colonne liquide, c'est-à-dire en un point où le mélange des deux eaux s'est déjà complètement effectué. Pour que la température de la douche reste invariable il est nécessaire de préparer et de faire prendre en même temps le plus grand nombre de douches possible, ou de n'en donner qu'une seule à la fois, c'est-à-dire d'attendre la fin de celle-ci avant d'en administrer de nouvelles, parce que les réservoirs qui les alimentent subissant ensemble les mêmes fluctuations, on ne saurait régler le débit de l'un sans modifier simultanément celui de l'autre et sans occasionner par suite des variations thermiques intempestives.

Un robinet indépendant, recevant de l'eau froide du Mondoni, et installé tout à côté des robinets d'eau sulfureuse, permet dans les deux grands cabinets de douches des soldats, de recourir au système des *douches jumelles* ou *écossaises*, c'est-à-dire tour à tour chaudes et froides. Ces douches sont peu employées à Amélie, car elles répondent à de tout autres indications que celles des maladies habituellement traitées dans notre Hôpital. Douches de réaction avant tout, et de réaction puissante, il s'agit de les ranger parmi les agents hydrothérapiques bien plus que parmi les thermo-minéraux.

III. — Minéralisation. — La douche peut être comme le bain, *sulfureuse pure* ou *mitigée*. Distinction sans intérêt à l'Hôpital d'Amélie, nos appareils ne permettant pas le mélange d'eau douce et d'eau sulfureuse.

IV. — Mode de distribution. — Les douches sont : *verticales*, — *horizontales*, — *ascendantes*, — chacune d'elles pouvant à son tour se présenter sous plusieurs formes différentes, telles que : *pluie*, — *jet plein*, — *lame*.

Les douches *verticales* sont données par tous les appareils des cabinets et des baignoires. En vissant au tuyau de distribution un tube en caoutchouc vulcanisé de deux mètres de long, on obtient les *douches mobiles, latérales* ou *horizontales*. Ces mêmes appareils fournissent toutes les variétés de douches signalées plus haut : les *douches en pluie* sont produites par des *lances à pomme d'arrosoir* que l'on adapte au tuyau de distribution (*douches verticales*), ou au tube de caoutchouc (*douches horizontales*). — Pour préparer les *douches en jet plein* ou *en lame*, on remplace les *lances à pomme* par des lances en forme de boîte vissée permettant de placer à leur intérieur des *jetons mobiles* en cuivre, percés de trous de forme et de diamètre variés, en rapport avec la forme et les dimensions que l'on veut imprimer à la colonne liquide.

Notre seule *douche ascendante* s'administre, habituellement, sous forme de jet plein ; c'est surtout une *douche d'injection* : on peut aussi la transformer en douche en pluie (*douche périnéale*).

Les tuyaux mobiles des douches latérales sont généralement munis d'un robinet qui permet d'en graduer le jet ; dans les cas où cette disposition lui ferait défaut, le doucheur pourrait y suppléer en interposant un doigt à l'orifice de la lance et en ne le livrant que progressivement dans toute son étendue à la colonne de douche, précaution recommandée pour éviter au malade la surprise parfois pénible d'une trop grande pression initiale.

V. — Action curative. — Considérées à ce point de vue, les douches se divisent ainsi qu'il suit :

Douches de réaction, froides ou écossaises, — appartiennent à l'hydrothérapie.

Douches de révulsion, douches révulsives ou douches chaudes 38 à 42°. — Ayant pour but de déterminer une révulsion plus ou moins accentuée, — s'administrent avec une pression forte et soutenue. — Durée de huit à quinze minutes. — Doivent toujours être prises après le bain, lorsque celui-ci est en même temps ordonné.

Douches de résolution, douches résolutives, douches tempérées 33° à 38°. — Agissent par leur durée et par leur minéralisation. — Pression variable selon l'effet à obtenir. — Durée de dix à vingt-cinq minutes. — A prendre dans tous les cas avant le bain, qui devra être au moins de la même température.

Douches de lotion, pression faible, — température de 30 à 36°. — Durée de dix à trente minutes.

Douches d'injection, pression faible, — température de 26 à 30°. — Durée de trois à cinq minutes.

VI. — Enfin dans tous les cas de leur administration, les douches sulfureuses doivent être invariablement partielles ou locales, leur thermalité en condamnant formellement l'application sur certaines parties du corps, telles que la *tête*, — *la paroi antéro-latérale du thorax et de l'abdomen*, — sous peine de provoquer dans les viscères correspondants de redoutables congestions. Aussi est-il de règle absolue de ne soumettre à leur action que les parties du corps suivantes : *membres supérieurs* à partir de l'épaule inclusivement, — *membres inférieurs* y compris la hanche, — *région dorso-lombaire* à l'exclusion du *cou* et autant que possible du tiers supérieur du thorax.

Les douches sont administrées dans les baignoires ou dans les cabinets spéciaux, d'après le degré de pression recommandée ou la quantité de buée à laquelle il convient d'exposer le malade. Les douches des baignoires, en raison de la capacité plus grande des cabinets, dégagent beaucoup moins de vapeurs que les douches indépendantes et surtout que les fortes douches. Sous ce rapport de la quantité de buée, on pourrait établir la gradation suivante, qui servirait de base aux appréciations du Médecin-traitant.

Buée minima...	Douches des baignoires des soldats.
Buée progressivement plus intense	Douches des baignoires des officiers. — des cabinets à douches des soldats. — des cabinets à douches des officiers, à cause de la moindre hauteur de leur voûte.

Quel que soit le local adopté, il sera toujours facile d'y restreindre notablement la buée, en ouvrant le chassis mobile de la voûte, et en laissant couler le robinet d'eau froide de la petite fontaine d'angle installée dans tous les cabinets. Mais ces dispositions ne doivent être prises que d'après l'avis du Médecin-traitant, seul juge d'apprécier s'il convient de soumettre le malade à l'action de la buée, qui peut très efficacement aider celle de la douche, ou s'il est prudent de la lui interdire. A cet effet la prescription de l'heure n'est pas absolument indifférente, l'expérience de la pratique thermale a positivement démontré que la plupart des sujets étaient surtout sensibles à la buée pendant la nuit ou dans les premières heures du jour.

En toute circonstance le malade sera installé de façon que la région à doucher se trouve placée dans une situation de repos et de relâchement complets. Ni tensions, ni efforts, c'est le seul moyen d'éviter la fatigue qui résulterait inévitablement d'une position trop longtemps ou mal à propos soutenue. Pour les douches sur le dos le malade sera couché sur le ventre dans sa baignoire ou assis à califourchon sur la chaise de bois. Il sera simplement assis sur une chaise, les jambes pendantes pour recevoir les douches sur les épaules, les bras, les avant-bras, les mains, genoux, jambes et pieds ; les douches résolutives des extrémités inférieures pourront exiger cependant que les jambes soient étendues et allongées sur une chaise, position favorable à la disparition de l'engorgement. Pour les douches sur la hanche ou sur la cuisse, on adoptera le decubitus dorsal ou abdominal dans une baignoire, ou la station verticale dans le cabinet de douches. Inutile d'ajouter que ces diverses positions exigent, selon le cas, l'emploi de la douche fixe ou de la douche mobile ; c'est affaire de commodité et de précision. Quand il est fait usage de douches à jet plein ou à faible cône de dispersion, il convient de ne pas restreindre mathématiquement l'action sur le point désigné, mais de l'étendre dans une certaine limite aux parties voisines, par lesquelles il est même préférable de commencer. Enfin comme pour les bains, selon les cas et les malades, on conseillera en outre la serviette mouillée froide autour de la tête. En hiver, pour éviter toute cause de refroidissement, le malade aura soin de tenir couverte la partie supérieure du corps *(un gilet de laine suffit à cet effet)*, dans tous les cas où la douche est administrée sur les membres inférieurs. Au sortir de la douche le malade sera convenablement essuyé, muni de linge sec et dirigé sur son lit ou sur la salle de repos, où il séjournera plus ou moins longtemps, avant de reprendre ses occupations. Autant que possible pas ou peu de mouvement après la douche thermo-minérale : c'est le contraire de l'hydrothérapie.

Pulvérisations.

L'accord est loin d'être unanime, entre les hydrologues, sur le mode d'action de l'eau sulfureuse pulvérisée ; j'en prends à témoin l'exposé sommaire des opinions qui règnent à ce sujet, exemple :

« *L'eau sulfureuse est décomposée par la pulvérisation, elle n'agit alors que comme vapeur d'eau ;*

« *La pulvérisation ne pénètre pas dans le larynx :*

« *Elle s'arrête aux premières bronches :*

« *Elle arrive jusqu'aux dernières ramifications.*

Et chacun de ces avis présente à son appui des preuves expérimentales raisonnablement concluantes.

Laissant avec soin de côté les détails des nombreuses discussions que j'ai attentivement suivies dans les ouvrages spéciaux, je résumerai de la manière suivante l'impression personnelle qui m'en est résultée.

« On est autorisé à admettre que l'eau pulvérisée pénètre « jusque dans les grosses ramifications bronchiques. — Il est à « peu près sûr que l'eau sulfureuse ainsi brisée ne conserve « plus ses propriétés habituelles quelque précaution que l'on « prenne, elle perd aussi notablement de sa thermalité ; l'inté- « grité de sa composition chimique ne saurait d'ailleurs résis- « ter à la violence des effets mécaniques qu'elle subit et à « l'action de l'air, dont chaque molécule reçoit à haute pression « le contact le plus intime. » Privée ainsi en grande partie d'acide sulfhydrique et réduite à l'état de vapeur d'eau plus ou moins minéralisée, elle ne saurait convenir à la cure des affections pulmonaires, pour lesquelles le gaz sulfhydrique paraît être le principe vraiment actif de nos eaux.

Dans l'état actuel de la question, il convient de restreindre ce mode de traitement thermal aux inflammations chroniques de la bouche, de l'arrière-gorge et du larynx, où elles agissent surtout à la manière des douches.

Les pulvérisations se prennent, à l'Hôpital d'Amélie, dans un cabinet particulier, où les appareils sont installés sur une table ronde en marbre blanc. Nous avons déjà vu que ces appareils, au nombre de six, reçoivent l'eau d'une pompe spéciale pouvant donner une pression de 14 atmosphères : on les distingue en quatre fixes et deux mobiles. Les premiers ont la forme d'une tulipe en métal argenté, coiffée d'une voûte sous laquelle le jet se brise et prend une direction horizontale, on les réserve plus particulièrement aux malades atteints de laryngite ; les seconds se composent d'un tube de même métal recourbé, à extrémité arrondie et percée d'un orifice très fin, s'inclinant à volonté autour d'un pivot fixe, ce qui permet de diriger le jet vers un point déterminé de la cavité buccale, où il arrive pulvérisé au sortir d'un écran-tamis qu'il rencontre sur son chemin ; ils servent surtout aux douches pharyngées. En supprimant l'écran, la pulvérisation se fait directement dans l'arrière-gorge, et combine ainsi son action avec celle de la douche, condition qui m'a fréquemment donné de bons résultats dans le traitement des angines glanduleuses torpides et anciennes, si désespérément rebelles aux interventions thérapeutiques.

Il n'est pas insignifiant de désigner à l'avance, au malade, l'appareil pulvérisateur dont il aura à se servir. Pour des raisons qu'il me semble fort difficile d'élucider, ces appareils, construits sur le même modèle et alimentés par la même source, varient assez sensiblement entr'eux sous le rapport de la température qu'ils transmettent à l'eau pulvérisée. Celle-ci étant d'ailleurs proportionnée à la pression donnée par la pompe, je crois utile de résumer en un tableau toutes les indications de cet ordre que le Médecin-traitant et le malade ont également intérêt à connaître.

Température de l'eau pulvérisée, selon les appareils et selon la pression.

DÉSIGNATION des APPAREILS	TEMPÉRATURE			
	à 8 atmosphères.	à 10 atmosphères.	à 12 atmosphères.	à 14 atmosphères.
N° I. — Fixe......	35°	36°	37°	38°
N° II. — Fixe.....	35°	36°	37°	37°,5
N° III. — Mobile..	38°	38°,5	39°	39°,3
N° IV. — Fixe.....	35°,5	36°	37°,5	38°
N° V. — Fixe......	36°	37°	37°,5	37°,5
N° VI. — Mobile...	37°	38°	39°	39°

Les malades, munis de peignoirs imperméables, s'asseoient autour de la table, en face des appareils qu'il leur est facile de faire fonctionner à leur gré. L'opération dure de cinq à quinze minutes; pendant toute sa durée le malade devra respirer avec calme, tout en conservant le silence et l'immobilité.

Inhalations.

Rien de plus simple à première vue que de soumettre des malades aux inhalations thermo-minérales. Ne devrait-il pas suffire de les faire séjourner plus ou moins longtemps dans l'atmosphère thermale dont les combinaisons toutes naturelles reproduisent en partie celle de l'eau qui lui donne naissance? Or, il en est autrement dans la pratique : des qualités mêmes de cette atmosphère résultent des défauts qui la rendent dangereuse à bon nombre de malades. Son excès de vapeur d'eau, les gaz irrespirables qu'elle renferme, — tels que hydrogène sulfuré, acide carbonique, azote, — par suite sa pauvreté relative en oxygène, en font un milieu contraire aux phtisiques, qui ne sauraient être impunément privés d'un air notablement désoxygéné; ainsi qu'à tous les sujets prédisposés aux syncopes ou aux congestions pulmonaires et encéphaliques.

Il s'agit donc, si l'on veut tirer parti des effets curatifs de cette atmosphère spéciale, d'en supprimer autant que possible les inconvénients en permettant aux malades de s'y exposer assez longtemps et sans danger; en d'autres termes, restreindre à son minimum l'excès de vapeur d'eau, sans empêcher le dégagement des gaz actifs, et conserver à l'atmosphère de la salle sa composition normale avec une chaleur tempérée, tel est le but à poursuivre, tel est aussi le programme des divers systèmes d'inhalation actuellement adoptés.

Quelque variée que soit leur application, ces systèmes se réduisent en définitive aux deux suivants : dans l'un le malade respire librement et pour ainsi dire sans s'en douter les vapeurs qui se dégagent dans la salle par des orifices qui en font com muniquer le sol avec un bassin inférieur où l'eau est soumise à une agitation constante, mais modérée ; dans l'autre, il respire à son gré et directement les émanations qui se dégagent de l'embouchure d'un tube plongeant dans un appareil spécial *(genre pot de Cauterets)*; ce dernier procédé constitue *le humage*. Nous n'en parlons qu'à titre de simple renseignement, car nous avons déjà vu qu'à l'Hôpital d'Amélie, le service des inhalations est encore à installer.

Gargarismes.

Employée en gargarismes l'eau sulfureuse constitue un excellent mode de traitement des maladies de la gorge et du larynx : on prescrira dans ce but les mêmes mélanges d'eau chaude et d'eau réfrigérée que pour l'eau de boisson, sans en dépasser la température, c'est-à-dire de 35 à 38°, et comme durée moyenne de cinq à huit minutes.

III

Effets physiologiques et pathologiques des eaux d'Amélie.

Ce serait s'exposer à de surprenants mécomptes que d'arriver à Amélie avec des idées préconçues pour ou contre l'efficacité du traitement thermo-minéral ; qu'on se garde surtout vis-à-vis de lui d'un dédaigneux scepticisme : l'expérience ne tarderait pas à démontrer combien ce mode de médication mérite peu le reproche d'inertie, et quels sérieux accidents peuvent entraîner les vices de son application. Nul système thérapeutique ne présente en réalité une plus grande complexité de détails. Non seulement rien ne saurait être indifférent dans le choix du mode d'administration des eaux, mais tout, procédé, température, dose, local même, est subordonné aux indications les plus variables selon les individus. Tel malade que le vertige ou la suffocation éloigne irrévocablement de la piscine, pourra séjourner sans inconvénient dans la baignoire d'un cabinet spacieux et à faible buée ; le phtisique qui aura été atteint d'une hémoptysie inquiétante pour avoir bu de l'eau trop chaude, supportera avec la plus grande facilité de l'eau à 32° et ainsi de tant d'autres cas individuels qu'il serait hors de propos d'énumérer ici.

Ces considérations nous amènent tout naturellement à entreprendre une rapide analyse des effets les plus communs de notre traitement thermal. Les eaux d'Amélie agissent, en principe, comme leurs congénères les sulfureuses sodiques, par leur température et par leur minéralisation ; mais elles ont sur beaucoup d'autres l'avantage de réaliser, dans la pratique, une très heureuse variété d'effets proportionnés aux nombreuses combinaisons que permet la graduation *ad libitum* de leur thermalité, sans nuire à leur minéralisation. Celle-ci ne peut être modifiée que par une addition d'eau douce ; or son chiffre normal, quoique suffisant pour justifier certains effets déterminés, n'est cependant pas assez fort pour supporter une réduction digne d'être formulée, sous peine d'en être réduit à une impuissance curative totale. Si l'on n'oublie pas que l'eau sulfureuse communément employée dans nos Thermes ne dépasse jamais un maximum de 0gr,010 de sulfure par litre, on aura peine à concevoir la nécessité d'abaisser encore une dose quasi homœopathique ; et il en est à peu près de même des autres éléments constitutifs qu'elle renferme. Ce qui explique le peu de succès et la désuétude à peu près absolue des bains mitigés à l'Hôpital d'Amélie.

Ainsi, minéralisation fixe, thermalité variable à volonté, tel est le double point de vue auquel il conviendrait de se placer pour étudier l'action physiologique ou thérapeutique de nos eaux thermales : et, si l'on pouvait déterminer rigoureusement les effets séparés et distincts de ces deux éléments, on parviendrait à une parfaite connaissance de la question. Malheureusement une telle dissociation n'est pas réalisable dans la pratique, du moins en ce qui concerne les eaux sulfureuses. Pour être actives il leur est absolument indispensable de suppléer à l'insuffisance originelle de leur minéralisation par les propriétés spéciales que le calorique leur apporte. Froides on peut les considérer comme à peu près inertes ; toutes choses égales d'ailleurs, leur puissance sera proportionnée à leur température.

D'où la nécessité de tenir, dans tous les cas, le plus grand compte du degré thermique. A ce point de vue exclusif de la thermalité, voici, d'après Scoutteten, quels sont les effets d'un bain à 40°, température qu'il serait imprudent de dépasser dans la pratique ou de prescrire d'emblée à un malade insuffisamment connu :

« A l'entrée : sensation de vive chaleur. Rougeur de la peau immédiate et générale ;

« Après sept minutes : sueurs à la tête, accélération du pouls, augmentation de la température du corps de 1 à 2° ;

« Pendant toute la durée, point d'émission d'urine ;

« Une heure après le bain, abaissement de un degré, diminution de l'appétit, lassitude persistante. » En somme excitation immédiate intense suivie d'une fatigue proportionnée.

Au-dessous de ce maximum les effets se graduent avec l'abaissement thermique et peuvent descendre de la stimulation à la sédation.

D'un autre côté, on est obligé de reconnaître aux principes minéraux une action particulière que l'on demanderait en vain à une eau purement thermale. Cela étant, les eaux sulfureuses paraissent naturellement devoir leurs principes curatifs à la présence du soufre qu'elles contiennent, et qui est regardé comme un médicament excitant. Mais que d'incertitudes, et je dirais volontiers, que d'incohérences à ce sujet! Quel rôle thérapeutique attribuer raisonnablement à la dose insignifiante de cet élément actif, si inférieur en quantité aux autres composés chimiques que, si l'on s'en tenait à la prédominance seule de certains sels, les eaux sulfureuses mériteraient avant tout le nom de *alcalines?* Et puis si le soufre est excitant, il n'en est pas de même des sulfites et hyposulfites, reconnus comme désoxygénants et hyposthénisants. Or ces derniers surtout se rencontrent dans les sulfurés sodiques. Que si l'on juge à propos de faire abstraction des produits sulfureux, en est-on mieux satisfait par la faible proportion de chlorures ou de sels alcalins additionnels? Est-il possible d'admettre une vertu inaccoutumée aux quelques centigrammes supplémentaires de chlorure de sodium que l'usage des eaux fera pénétrer tous les jours dans le sang, lorsque nous en ingérons quotidiennement des doses massives? que dire aussi des autres sels alcalins, dont la somme totale ne dépasse guère douze centigrammes par litre?

Serait-ce à l'électricité que les eaux minérales doivent une partie de leurs vertus? Les expériences de Lambron nous autorisent à voir dans un bain d'eau thermo-minérale, un couple complet avec pôle positif à la surface et pôle négatif à la profondeur, le dégagement de fluide paraît être en rapport avec l'instabilité de l'eau et l'action de l'air, sans atteindre cependant des proportions qui puissent justifier la prédominance, voire même la certitude des effets sensibles de ce nouvel élément.

Mais les données de l'expérience sont autrement démonstratives que celles de l'analyse. Quel que soit le coefficient respectif de chacun des principes minéralisateurs de nos eaux, nous savons à n'en pas douter que la somme de ces quantités, négligeables quand on les prend individuellement, peut exercer selon les cas, en vertu d'un dynamisme qui nous échappe, une influence salutaire ou dangereuse qu'il importe de surveiller et de diriger.

Cette influence se révèle par divers ordres de phénomènes dont les uns, pour ainsi dire obligés et communs à tous les malades soumis à la médication thermale, méritent à ce point de vue le nom de *physiologiques ;* et les autres, moins fréquents, sans aucun caractère de nécessité, occasionnés le plus souvent par l'intolérance du sujet ou la mauvaise direction du traitement, doivent être considérés comme des manifestations *pathologiques*.

I. — Phénomènes physiologiques. — On attribue généralement aux eaux sulfureuses d'Amélie des effets de stimulation s'exerçant à la fois sur l'ensemble de l'organisme et sur certaines parties plus directement soumises à l'action thermale.

Voici quelle est à peu près la succession des phénomènes observés :

Au début, excitation assez prononcée de la circulation et tendance aux congestions viscérales, en rapport du reste avec la température de l'eau et l'intensité de la buée, — agitation, — insomnie, — quelquefois courbature, — exceptionnellement vertige ou syncope, par anémie cérébrale.

Au bout de quelque temps (2e à 4e semaine) ralentissement de la circulation, le pouls et la température du corps subissent une diminution appréciable : il y a sédation définitive du système sanguin, avec conservation de la stimulation nerveuse.

Fonctions cutanées. — Elles accusent une excitation manifeste, ce qui peut se traduire par l'apparition plus ou moins précoce de la *poussée thermale*, sorte d'éruption variant d'aspect et d'intensité selon les individus (erythème, — prurigo, — lichen, — acné, — furoncles) se localisant d'habitude à la partie interne des membres mais sans aucune signification pronostique.

Ici se pose naturellement la question de *l'absorption* des principes minéraux par les téguments externes ; *objections* : l'enduit sébacé qui recouvre la peau s'oppose à la pénétration des liquides médicamenteux ; les corps gras seuls se mêlant au sebum, sont entraînés par lui et passent à travers les pores ; d'où l'emploi des pommades. — *Présomptions favorables.* Pourquoi les liquides ne seraient-ils pas admis par les orifices des glandes sudoripares, tout aussi bien que les corps gras par ceux des glandes sébacées ? — Il est positif qu'à l'état pulvérulent les substances chimiques parviennent à traverser les téguments ; elles sont auparavant transformées en pommade par le sébum. Or les baigneurs réalisent cette condition par suite de l'essuyage nécessairement incomplet qu'ils pratiquent ; l'eau minérale s'évaporant laisse, sous forme de poudre fine, ses principes minéralisateurs sur les parties du corps insuffisamment essuyées après le bain ou la douche. D'ailleurs, même pendant le bain, les alcalis de l'eau minérale modifient l'enduit sébacé et produisent une saponification, qui se traduit par une onctuosité très appréciable, et rend chimiquement possible la pénétration des sels. — *Données de l'expérience :* l'absorption cutanée s'affirme au bout d'un certain temps par l'odeur qu'exhalent les malades et, selon Armieux, par l'augmentation des sulfates dans l'urine, forme sous laquelle le soufre se rencontre après sa pénétration.

Sueurs. — Un des effets les plus communs consiste dans l'hypersécrétion sudorale. Peu de malades échappent à cette influence, qui est d'ailleurs considérée comme salutaire. Les sueurs sont toutefois plus ou moins abondantes selon les sujets ;

elles varient aussi, avec le mode de traitement thermal (les bains de piscines et les douches les provoquent tout particulièrement); avec l'heure (plus faciles le soir et la nuit que le jour) ; avec les conditions de repos et d'activité dont on fait suivre le bain.

Urines. — Les urines deviennent d'habitude chargées, colorées, épaisses, riches en urate de chaux et d'ammoniaque, sans rapport quantitatif avec la sudation.

Fonctions digestives. — Rapidement suractivées. L'appétit augmente dans des proportions qu'il est quelquefois prudent de modérer pour éviter une fatigue trop rapide de l'estomac et des intestins. Il n'est pas rare d'observer une certaine tendance à la congestion des vaisseaux hémorrhoïdaux et le retour de flux arrêtés depuis quelque temps.

Ces diverses modifications physiologiques se fondent en un résultat final qu'on peut formuler ainsi : sédation du système sanguin, — stimulation du système nerveux, — relèvement des fonctions nutritives. A ce dernier point de vue n'oublions pas de mentionner que, dans les deux tiers des cas, la bienfaisante influence du traitement thermal s'affirmera par une augmentation notable du poids du malade ; je l'ai vu pour mon compte s'élever de six kilos en une saison ; le chiffre de deux kilos, n'a rien que de très ordinaire.

II. — Phénomènes pathologiques. — Les accidents sérieux du traitement thermal sont loin d'être aussi fréquents qu'on pourrait le supposer à priori, en dehors bien entendu des cas où les eaux sont formellement contre-indiquées. Ils résultent la plupart du temps de l'indocilité ou de l'imprudence des malades, naturellement enclins à une ardeur immodérée, surtout au début, pour une médication dont ils attendent merveille. Il importe au Médecin-traitant de se familiariser avec ces effets d'un nouveau genre et de chercher à les prévenir par une surveillance attentive tout autant que par une direction raisonnée.

Tout comme les physiologiques que nous venons de voir, les manifestations pathologiques se présentent sous des aspects différents : elles réagissent sur l'ensemble de l'organisme ou font choix de certains organes plus particulièrement exposés aux influences du traitement thermo-minéral.

Fièvre thermale. — Bon nombre d'hydrologues admettent l'existence d'une fièvre éphémère d'une moyenne intensité, sans localisation prononcée, de même allure par conséquent que les fièvres essentielles, survenant vers le milieu ou vers la fin du traitement et paraissant avoir pour cause la saturation thermale.

En réalité les états fébriles que l'on a assez souvent l'occasion de constater en dehors des récidives de fièvre tellurique se justifient presque toujours par des désordres morbides localisés, tels que troubles digestifs, exacerbations rhumatismales ou pulmonaires ; ce qui revient à dire que la prétendue fièvre thermale doit être surtout considérée comme une fièvre symptomatique vulgaire et non comme une dyscrasie distincte.

Troubles digestifs. — Embarras gastrique, — catarrhe gastroduodénal, — diarrhée, — coliques sèches et constipation (par excitation des plexus solaire et mésentérique.)

Tous ces accidents peuvent se présenter à des époques variables. L'embarras gastrique a, le plus souvent, pour cause les écarts de régime des malades qui ne savent pas toujours proportionner les exigences de leur appétit à la puissance digestive de leur estomac ; à la fin du traitement il peut aussi résulter de la saturation thermale, que l'on pourra toujours retarder par une période d'interruption au milieu du séjour aux eaux. Les acides, en boisson ou en aliments, paraissent nuisibles à l'absorption des principes sulfureux *(Armieux)* ; aussi est-il recommandé d'éviter la prescription des limonades et d'associer à la médication thermale l'usage des eaux alcalines ferrugineuses du Boulou, combinaison déjà en vogue au temps d'ANGLADA.

Signalons comme cause de diarrhée les excès de boisson, d'eau froide ou d'eau minérale. Dans quelques cas, par les fortes chaleurs, la diarrhée peut affecter une forme grave et prendre un caractère *cholériforme* que l'on désigne sous le nom de *cholérine des Pyrénées*.

TROUBLES NERVEUX. — Névralgies diverses : frontale, — sus-orbitaire, — hémicrânienne ; — odontalgie ; — otalgie, provenant souvent de l'immersion de la tête, et surtout fréquentes à la piscine. Palpitations nerveuses : occasionnées par une thermalité trop élevée, — un excès de buée ou de durée de séjour aux bains ou à la douche.

L'action directe des eaux trop chaudes peut d'ailleurs déterminer elle-même des accidents inflammatoires sur les muqueuses exposées à leur contact. De là ces nombreux cas d'angine, de fluxion dentaire, de conjonctivite, facilités en outre par l'impression de froid qu'il est si difficile d'éviter à la sortie des Thermes. C'est surtout à cette dernière cause qu'il convient d'attribuer les bronchites aiguës que contractent parfois les malades venus aux eaux pour un tout autre motif.

TROUBLES DE LA CIRCULATION. — Tendances aux congestions viscérales, toujours en rapport avec la température et la quantité de buée. Interdire par conséquent les bains trop chauds et le séjour à la piscine et aux douches, aux sujets sanguins ainsi qu'aux vieillards, — apoplectiques, — asthmatiques, — emphysémateux, — cardiaques, — paralytiques d'origine cérébrale.

IV

Indications et prescriptions thérapeutiques des eaux d'Amélie.

On sait que l'action curative des eaux minérales s'exerce simultanément sur l'état constitutionnel du sujet et sur la maladie localisée dont il est atteint. Le premier effet résulte de la complexité de leurs éléments constitutifs, le second de la présence ou de la prédominance d'un principe déterminé; mais les deux vont souvent de pair et ne sauraient presque jamais agir isolément. En d'autres termes, toute amélioration locale s'accompagne habituellement d'un certain degré d'amélioration générale.

Ainsi ce qui prédomine dans la thérapeutique thermo-minérale, c'est l'indication diathésique ou constitutionnelle ; et, à l'inverse des règles ordinaires, on n'oubliera pas que le moment de sa plus grande opportunité est celui de la disparition des symptômes morbides locaux. Plus ces accidents seront éloignés ou amoindris, plus il sera permis de compter sur les heureux résultats de la médication : car ce qu'il s'agit avant tout de modifier, c'est l'état général qui donne naissance à ces manifestations locales. Comme conséquence de ce précepte, on évitera rigoureusement d'envoyer ou d'admettre au traitement thermal toute affection morbide aiguë, qu'elle soit essentielle ou diathésique.

A côté de l'indication diathésique, et presque aussi importante qu'elle au point de vue du choix des eaux minérales, se trouve celle du tempérament. En principe, les tempéraments sanguins et nerveux supportent difficilement l'action des eaux sulfureuses, et il est prudent de les leur interdire. Les *lymphatiques,* par contre, doivent être considérés comme des sujets d'élite pour ce genre d'eaux thermales ; leur inertie native les garantit contre les excès de la stimulation du système nerveux, et l'on n'a pas à redouter pour eux les phénomènes congestifs qui arrêtent, souvent dès le début, les individus pléthoriques.

Beaucoup plus thermales, mais trois fois moins sulfureuses que celles de Barèges, les eaux d'Amélie participent, d'une manière générale, aux effets curatifs des premières. Toutefois, les données d'une observation, aujourd'hui suffisamment éprouvée, ont permis de leur reconnaître certaines spécialités dont il importe d'être prévenu.

Voici comment la *notice 15* du Règlement du 28 décembre 1883, sur le service de santé, précise les maladies qu'il convient de soumettre de préférence à l'action des eaux d'Amélie :

1. — Rhumatisme chronique, — articulaire, — musculaire ou viscéral.
2. — Suites des fractures.
3. — Dermatoses de moyenne intensité.
4. — Débilité consécutive ou scorbut.
5. — Gastralgie.
6. — Névralgies de la face et des membres.
7. — Anémie.
8. — Accidents consécutifs aux fièvres intermittentes.
9. — Bronchite chronique.
10. — Catarrhe pulmonaire.
11. — Asthme nerveux.
12. — Enfin, à titre hypothétique, la phtisie pulmonaire au premier degré.

Ces prescriptions, basées sur les faits les plus positifs de l'expérience thermale, éviteraient aux malades et aux médecins bien des mécomptes, parfois chèrement payés, si elles étaient plus scrupuleusement suivies. Nous allons les reprendre en détail, et déterminer pour chacune de ces maladies les modes d'administration de nos eaux les mieux appropriés à leur nature et à leur symptomatologie.

I. — Rhumatismes. — Il y a dans tout rhumatisme deux choses à considérer : l'état diathésique ou constitutionnel et la manifestation locale.

La diathèse peut être simple ou combinée avec d'autres, le plus souvent avec la scrofulose et l'herpétisme ; quant à l'état constitutionnel, il présente d'habitude les caractères du tempérament lymphatique ou du tempérament nerveux.

La manifestation elle-même ou *élément rhumatismal* (Durand-Fardel), peut aussi varier d'aspect et de nature: elle est *normale* ou *anormale,* selon qu'elle affecte les tissus fibreux ou les organes splanchniques ; *simple* ou *compliquée,* selon qu'elle s'accompagne ou non d'altérations anatomiques ; enfin *mobile* ou *fixe,* sous le rapport de son allure.

Cela posé, les eaux sulfureuses douces, du genre de celles d'Amélie, répondent aux indications suivantes :

Par leur genre de minéralisation, elles conviennent admirablement à la *diathèse rhumatismale,* liée ou non à un état lymphatique, mais exempte d'association scrofuleuse ou d'irritabilité prononcée du système nerveux. On prescrira dans ce but les bains entiers et de préférence les bains de piscine, aidés de l'usage interne de l'eau thermale.

Considéré en lui-même, l'élément rhumatismal, presque toujours occasionné par le froid humide, ne réclame que de la chaleur et des procédés hydrothérapiques appropriés; la minéralisation ne joue ici qu'un rôle secondaire.

Nous formulerons en conséquence comme prescriptions :

Dans les cas de *rhumatisme mobile,* bains entiers ; douches inutiles.

Dans les cas de *rhumatisme fixe avec ou sans atrophie*

musculaire, bains entiers suivis de douches révulsives, loco dolenti ou alternants avec elles.

Dans les cas de *rhumatisme avec engorgement,* douches résolutives suivies de bains entiers, ou alternant avec eux.

Ces prescriptions s'étendent à la fois au rhumatisme musculaire et à l'articulaire.

Quant au *rhumatisme viscéral*, son traitement se confond en principe avec celui de la diathèse. Toutefois il sera bon d'associer aux bains entiers les douches révulsives sur les extrémités inférieures, dans le but de déterminer une dérivation de la congestion splanchnique, à condition que ni les jambes ni les pieds ne soient le siège d'un engorgement habituel.

La durée, la température, le mode d'administration des bains et des douches varieront avec les susceptibilités individuelles et les organes malades (1). Il sera utile de se souvenir que, en raison même de la nature de leur maladie, les rhumatisants supportent beaucoup mieux la chaleur que d'autres catégories de malades ; elle leur est même indispensable.

II. — Suites de fractures. — En dehors des indications particulières à l'état constitutionnel des malades atteints de fracture et qui en retardent souvent la guérison définitive, les suites elles-mêmes de ces accidents, qu'elles soient immédiates ou éloignées, sont pleinement justifiables du traitement thermal d'Amélie-les-Bains.

Nous comprenons sous cette désignation de *suites des fractures,* les lésions ci-après :

Exubérance ou hyperesthésie du cal, — engorgement du

(1) Les lésions organiques du cœur contre-indiquent formellement l'usage des eaux thermales ; il n'en est pas de même de certains reliquats de complications cardiaques rhumatismales, telles que : palpitations simples, souffles doux, bruits de frottement, sans hypertrophie.

membre, — névralgie par compression ou par traumatisme, — atrophie ou rétraction musculaire occasionnée par l'immobilisation ou la position forcée, — arthrites de voisinage avec ou sans épanchement.

On prescrira dans tous les cas des *bains entiers* tempérés, de 34 à 37°, et à peu près exclusivement des *bains de baignoire*, combinés selon les circonstances avec l'usage des douches. Ainsi :

Contre l'*exubérance* ou l'*hyperesthésie* du cal : bains de baignoire seuls. Les douches détermineraient des chocs douloureux (1).

Contre l'*engorgement* : douches résolutives avant le bain ou alternant avec lui.

Contre l'*atrophie* et la *rétraction musculaire* et les *névralgies* : douches révulsives après le bain ou alternant avec lui.

Contre les *arthrites sèches :* douches révulsives ; *avec épanchement,* douches résolutives comme ci-dessus.

III. — Dermatoses. — Dans l'immense majorité des cas, les affections cutanées sont sous la dépendance d'une des diathèses suivantes : scrofule, — syphilis, — rhumatisme, — herpétisme, qui peuvent d'ailleurs se combiner de diverses manières. Les eaux d'Amélie ne sauraient en aucune façon convenir aux dermatoses scrofuleuses ; moins efficaces que celles de Barèges contre les manifestations syphilitiques, elles sont habituellement réservées aux rhumatismales et aux herpétiques de moyenne intensité, principalement aux formes sèches de ces exanthèmes.

Les bains généraux constituent la partie essentielle, et le

(1) Ce précepte classique est par trop absolu. — L'expérience m'a démontré qu'il est souvent possible, dans les cas de ce genre, de soumettre les malades à l'action de douches à faible pression (1/2 ou 1/4) et à température peu élevée (33 à 36°).

plus souvent exclusive du traitement thermal des dermatoses ; les bains de piscine seront ordonnés de préférence lorsque le nombre des malades de cette catégorie permettra d'organiser une série distincte, mais la température doit varier avec le genre de l'affection.

Aux *dermatoses humides* et *irritables*, on prescrira les bains tempérés de 33 à 35°.

Aux *dermatoses sèches*, les bains tempérés de 35 à 37°, quelquefois même les bains chauds de 38 et 39°.

Les *dermatoses fixes* pourront, en outre, être soumises à l'action des douches à faible pression et en arrosoir, *résolutives* (35°), ou *révulsives* (33°), selon qu'elles seront humides ou sèches, et lorsque la région atteinte n'opposera pas de contre-indication à ce mode de traitement. Dans ce dernier cas, il sera prudent de se contenter de simples lotions qu'on pourra répéter matin et soir.

La cure des *dermatoses de la face* et du *cuir chevelu*, a exercé de tout temps l'ingéniosité des médecins des eaux. A Amélie, l'immersion complète a eu sa période de vogue et de succès, grâce à un appareil spécial inventé par le chef du génie Lacroix, et permettant au malade de respirer sans trop de gêne au fond d'une baignoire ou d'une piscine. Cet appareil se composait de deux tubes à soupape, assez longs pour émerger de l'eau, adossés comme les canons d'un fusil, et munis d'un pavillon pouvant s'adapter à la bouche du malade. L'un des tubes servait à conduire l'air inspiré et l'autre à chasser l'air expiré. Au-dessous d'eux un petit réservoir en plomb, que le baigneur tenait à la main, recevait la salive qui aurait pu encombrer les tubes. En même temps, un pince-nez à ressort fermait hermétiquement les narines et s'opposait ainsi à la pénétration de l'eau. — Cette méthode semble avoir donné des résultats indiscutables, et peut-être y aurait-il lieu de la faire sortir de l'oubli où elle est tombée depuis plusieurs années.

Mais on sera toujours en droit de lui reprocher d'exposer tout particulièrement le malade à la congestion encéphalique, déjà si facile au simple contact de l'atmosphère thermale, moins chaude cependant que l'eau des piscines et des baignoires. Aussi croyons-nous ne devoir recommander un système aussi énergique qu'à titre absolument exceptionnel et dans des cas rebelles à l'usage inoffensif des lotions.

Il est assez fréquent, au cours de la cure thermale, d'observer une exaspération plus ou moins intense des *dermatoses*, surtout de celles à forme *humide*. Cette sorte de retour à l'état aigu ne présente aucun caractère de nécessité, pas plus que de signification pronostique, mais il convient, pendant toute sa durée, de suspendre le traitement thermo-minéral.

Au sortir des Thermes et après essuiement sans friction des parties atteintes de *dermatose*, on prescrira aux malades de saupoudrer ces mêmes régions avec de la poudre de riz ou d'amidon, pour éviter l'irritation de frottements ultérieurs. — L'usage interne sera également associé à toutes ces prescriptions, mais à titre secondaire et à dose modérée.

IV. — Anémie consécutive au scorbut. — Il ne s'agit ici que d'obéir à des indications générales, c'est-à-dire de favoriser par tous les moyens possibles l'absorption des principes minéralisateurs et l'action stimulante de l'eau thermale sur les fonctions cutanées et nerveuses. Ce qu'on obtiendra en associant l'usage interne (à dose élevée) aux bains chauds (38 à 40°) de courte durée.

V. — Gastralgie. — Les stations d'eaux sulfureuses sont peu recherchées, et à bon droit, par les malades atteints d'affections de l'estomac ; elles ne conviennent ni à la dyspepsie, ni aux lésions inflammatoires ou organiques de la muqueuse gastrique. Dans les maladies de ce genre, les alcalines gazeuses ou bicarbonatées sodiques sont absolument sans rivales ; cependant les sulfurées sodiques douces produisent d'assez heureux effets dans certaines formes de gastralgie essentielle ou liée à des états dyscrasiques déterminés, tels que le rhumatisme, — l'herpétisme, — l'intoxication palustre ou plombique, — à condition toutefois que le tempérament du malade ne constitue pas par lui-même une contre-indication.

On adoptera, comme traitement de ces cas spéciaux, l'administration interne à faible température et à petite dose (demi quart), répétée plusieurs fois dans la journée, les bains entiers tempérés et prolongés et les douches révulsives sur les extrémités inférieures.

VI. — Névralgies de la face et des membres. — Le traitement thermal des névralgies de la face doit être, pour les raisons déjà plusieurs fois indiquées, surtout diathésique et indirect. On ne saurait, en effet, rechercher une action locale énergique sur des régions si voisines du cerveau. Tout au plus pourra-t-on se contenter de prescrire de simples lotions, comme dans les cas de dermatoses. Les bains entiers tempérés, les pédiluves et les douches révulsives sur les extrémités inférieures constitueront en définitive les moyens actifs de la médication.

Il n'en est pas de même des névralgies des membres. L'action générale sera très facilement et très heureusement secondée par l'action locale des douches révulsives, succédant aux bains tempérés de baignoire ou de piscine, ou alternant avec eux ; la forme, la durée et la température de la douche varieront avec l'étendue et l'intensité de la révulsion à produire.

L'usage interne n'est réellement nécessaire que dans les névralgies d'origine diathésique.

VII. — Anémie. — Je ne puis ici que rappeler les indications formulées au § IV, relativement à l'anémie scorbutique, pour laquelle nous avons recommandé l'eau de boisson et les bains chauds. Il pourrait être utile, dans certains cas d'anémie essentielle, de recourir en même temps à la stimulation si puissante des douches de réaction ou écossaises.

VIII. — Accidents consécutifs aux fièvres intermittentes. — On comprend que par leurs effets de stimulation générale sur les fonctions nerveuses, par leur action finale de régularisation sur l'appareil circulatoire, aidées des dérivations répétées dues à leur application locale et partielle, les eaux d'Amélie puissent être recommandées contre les suites habituelles des fièvres intermittentes. — Il est à peine besoin de signaler, comme phénomènes obligés et tenaces de la dyscrasie tellurique, un état général d'anémie résultant de l'usure globulaire et de l'insuffisance de l'hématopoïése, joint par un contraste des plus saisissants à des hypérémies locales souvent intenses, dont les plus communes sont celles du foie et de la rate. Ces stases prolongées aboutissent en outre à peu près constamment aux désordres de l'inflammation parenchymateuse ou interstitielle, révélée à l'examen clinique par une hypermégalie plus ou moins appréciable.

Aux malades de cette catégorie on prescrira les bains entiers, chauds, excitants et de courte durée, —ou des demi-bains semblables si l'on veut plus particulièrement agir sur les hypochondres, qu'il serait imprudent de soumettre au choc de la douche ; — les douches révulsives sur les extrémités inférieures, assez chaudes et prolongées ; — enfin l'usage interne approprié au degré de tolérance du sujet.

Mais on ne perdra pas de vue que l'on a affaire, en pareille circonstance, à des sujets d'une grande impressionnabilité, chez lesquels le moindre coup de froid ou la plus légère fatigue suffisent à déterminer de violentes récidives de leurs accès antérieurs ; c'est-à-dire qu'on ne les admettra qu'avec les plus grandes précautions au traitement thermal et qu'on les surveillera très attentivement pendant tout leur séjour aux eaux : *ni refroidissement, ni fatigue,* c'est ici plus que jamais la condition élémentaire du *primum non nocere*.

IX. — Bronchite chronique. Catarrhe pulmonaire.

— Quelle que soit l'origine de la bronchite, elle ne devient le plus souvent chronique que chez les sujets atteints de diathèse rhumatismale ou herpétique, ou chez ceux dont les fonctions cutanées se trouvent frappées de déchéance, ainsi qu'il est à peu près de règle chez les vieillards.

A tous ces points de vue, abstraction faite des conditions climatériques presque sans rivales, les eaux d'Amélie méritent leur réputation d'efficacité. Je n'ai plus à indiquer leur action sur l'état général ou diathésique, ce serait prolonger une répétition inutile. Quant à la localisation, c'est-à-dire à l'hypérémie chronique avec hypersécrétion, qui constitue l'altération anatomique du catarrhe, il est naturel d'en espérer l'amendement sous l'influence simultanée d'une dérivation périphérique et de la sédation du système sanguin.

En réalité les améliorations de ce genre sont assez communes dans notre Hôpital ; toutefois la muqueuse bronchique est si irritable qu'on ne saurait user de trop de ménagements avec elle. Aussi malgré les précautions les plus judicieuses, on est en droit d'affirmer qu'il est à peu près impossible d'éviter, dans les premiers jours, un certain degré d'excitation passagère. Cet accident presque obligé dure peu et s'éteint pour ainsi dire de lui-même, mais il exige rigoureusement, jusqu'à sa disparition, la suspension absolue de l'usage des eaux.

A l'Hôpital d'Amélie, on a l'habitude de prescrire aux malades atteints de catarrhe pulmonaire ou bronchiques, les pédiluves à eau courante alternant avec les douches révulsives sur les extrémités inférieures ; l'eau de boisson est en même temps recommandée à la dose de un quart à un demi-verre matin et soir. Les demi-bains de piscine conviennent très bien aux sujets non pléthoriques et atteints de sécrétion bronchique modérée ; ils seraient dangereux dans tous les cas d'encombrement pulmonaire à cause de l'excès de vapeur d'eau et de l'insuffisance relative de l'oxygène, associés dans leur atmosphère à des gaz irrespirables, tels que : l'azote, — l'acide carbonique, — l'hydrogène sulfuré.

En règle générale, tout bronchitique doit être garanti de la buée. Mais cette buée même renferme un principe admirablement approprié à l'élément nerveux qui joue un rôle si important dans la pathologie du catarrhe des bronches et des poumons. Je veux parler de l'hydrogène sulfuré, auquel tous les hydrologistes reconnaissent un effet sédatif sur l'irritabilité de la muqueuse respiratoire. Autant les autres éléments de la buée conviennent peu aux affections de cet ordre, autant l'acide sulfhydrique leur semble bienfaisant ; l'idéal serait donc d'en permettre l'absorption exclusive sans nuire aux qualités fondamentales de l'air que l'on donne à respirer aux malades, ne fût-ce que pendant un temps de très peu de durée, tel est le principe de l'*inhalation*. Il n'est pas besoin d'insister sur l'opportunité de l'action toute topique qu'exerce ce mode de traitement thermal ; nul ne paraît mieux répondre aux indications multiples de sédation, de désinfection, de pénétration intime, d'exercice gymnastique, inhérentes à la cure des maladies de l'appareil respiratoire. Nous ne pouvons, en ce qui nous concerne, qu'émettre une fois de plus le regret de son abandon dans notre Hôpital et le désir de le voir réinstallé au plus tôt avec toutes les conditions de perfectionnement qui doivent en assurer le succès.

X. — Angine catarrhale. Laryngite catarrhale et tuberculeuse. — L'*angine* chronique diathésique appartient à peu près sans exception à la scrofule ou à l'herpétisme. En dehors de ces cas, on ne rencontre guère que les angines des fumeurs et des alcooliques qui soient indépendantes des prédispositions individuelles.

Ces dernières formes d'angine ne sauraient être sérieusement modifiées par l'usage des eaux ; le retour des malades à la tempérance ou aux règles d'une sage hygiène fera autrement leur affaire. On sera par contre pleinement autorisé à soumettre au traitement thermal d'Amélie les angines diathésiques, celles surtout qui se trouvent en relation pathogénique avec les manifestations herpétiques ou rhumatismales.

En pareil cas, le traitement général se compose des bains entiers ou des demi-bains tempérés de piscine ou de baignoire, et, si la chose est possible, des pédiluves chauds : les uns et les autres pourront en outre être combinés avec les douches révulsives sur les pieds. L'usage interne sera également recommandé aux doses habituelles.

Quant à l'angine elle-même, l'emploi le plus rationnel est incontestablement celui des gargarismes, qui présentent sur les pulvérisations l'avantage de conserver à l'eau sa température et sa composition chimique et de mieux en localiser l'action. La température des gargarismes ne doit, dans aucun cas, dépasser celle de l'eau de boisson, c'est-à-dire qu'elle variera entre 32 et 35°.

La *laryngite* chronique catarrhale offre les mêmes indications thérapeutiques que l'angine, surtout lorsqu'elle lui est associée et consécutive. On lui réserve plus particulièrement les pulvérisations, dont j'ai déjà signalé en plusieurs endroits les avantages hypothétiques et les inconvénients réels. Disons cependant que, dans l'état actuel de la question, le médecin des eaux ne pourrait, sans nuire à sa réputation de spécialiste, proscrire systématiquement ce mode de traitement très recherché des malades, bien qu'ils n'en ressentent le plus souvent aucun effet appréciable. Il conviendra donc de se borner à en surveiller l'emploi et à empêcher au moins qu'il ne devienne nuisible. Enfin on aura également recours aux *inhalations* qui, elles, me paraissent à l'abri de toute critique.

La *tuberculose laryngée* constitue, comme on le sait, une des formes les plus rebelles et les plus graves de la phtisie, dont elle reproduit d'ailleurs les indications et contre-indications thermo-minérales, telles que nous allons les préciser dans le paragraphe suivant. Il sera prudent de se contenter d'ordonner, en commençant, aux malades de cette catégorie, les inhalations comme traitement topique, et les pédiluves et douches révulsives sur les extrémités inférieures comme traitement général et dérivatif. On n'aura recours à l'usage interne et aux pulvérisations qu'à bon escient et après essai de la susceptibilité thermale du malade.

XI. — Phtisie pulmonaire. — Si l'on s'en tenait à l'affluence toujours croissante des phtisiques aux stations thermales des Pyrénées, il serait difficile de mettre en doute l'efficacité des eaux sulfureuses dans la cure de la tuberculose pulmonaire. Quoi de plus démonstratif qu'une pareille vogue après un chiffre fort respectable d'années d'épreuves ? Et cependant, pour qui voit les choses de près, la certitude de ces prétendus succès n'est rien moins que satisfaisante ; que de résultats inutiles, voire même que d'aggravations parmi cette foule de tuberculeux attirés à chaque ville d'eau sulfureuse par le mirage d'une guérison exceptionnelle ! D'un autre côté, il est assez difficile de ne pas admettre qu'une foi aussi puissante dans la vertu des eaux n'ait eu pour fondement quelques faits d'incontestable notoriété, et l'on comprend aisément qu'il suffise d'un de ces exemples retentissants pour justifier la renommée du traitement thermal et en excuser au besoin la nullité ou les méfaits.

La vérité est que dans certaines formes de phtisie on a pu obtenir, sous l'influence de la cure thermo-minérale, une amélioration sérieuse et une période d'arrêt plus ou moins prolongée. Il n'est pas de médecin des eaux qui ne puisse citer quelques exemples de ce genre, et, bien que tel ne soit pas le but de ce travail, je crois devoir, vu l'importance du sujet, faire part de quelques-uns de ceux que mon observation personnelle m'a permis de constater.

Voici le résumé sommaire de trois de ces cas d'amélioration recueillis pendant une période de deux saisons hivernales à Amélie-les-Bains.

OBSERVATION I. — J..., matelot, vingt-cinq ans. Lymphatique, constitution moyenne, pas d'antécédents héréditaires. Malade depuis un an, — début par pleurésie à la suite d'un refroidissement : fièvre, toux, hémoptysie.

État à l'arrivée à Amélie : Amaigrissement, pas de fièvre. Appétit assez bon, pas de diarrhée. Légère dysphonie, toux fréquente et facile. Expectoration abondante (un crachoir) ; bronchorrhée muco-purulente ; quelques crachats nummulaires, couleur cerise avec bacilles de Koch.

Examen de la poitrine : *Région antérieure :* à droite, submatité, vibrations — : silence. A gauche, respiration rude, saccadée. *Région postérieure :* à droite, submatité au niveau des lobes supérieurs et inférieurs ; vibrations — ; silence au lobe supérieur, diminution du murmure dans le lobe moyen, avec bruits de frottement en deux endroits et râles humides nombreux dans la fosse sous-épineuse. A gauche, respiration rude dans les deux tiers supérieurs, affaiblie dans l'inférieur.

Diagnostic : *Tuberculose pulmonaire à forme pleurétique. Deuxième période. Ramollissement et formation d'une caverne au niveau de la fosse sous-épineuse droite.*

Traitement : Pédiluves d'eau courante ; douches révulsives sur les pieds (alternativement) ; un quart de verre.

État à la fin de la saison : Pas de changement en avant. Amélioration anatomique notable en arrière : disparition complète des râles humides. Expectoration réduite des deux tiers. (Voir pl. VI.)

OBSERVATION II. — L..., ouvrier de marine, trente et un ans. Lymphatique. Constitution moyenne, pas d'hérédité. Malade depuis trois ans. Début brusque en mai 1883 ; fort rhume, toux, crachats striés de sang ; quatre entrées successives à l'hôpital.

État à l'arrivée à Amélie : Amaigri, ni fièvre, ni diarrhée. Appétit satisfaisant. Enrouement. Toux fréquente. Expectoration muco-purulente épaisse, adhérente, remplissant deux tiers de crachoir.

Examen de la poitrine : *Région antérieure :* gauche, submatité, vibrations + ; murmure vésiculaire ; craquements humides très nombreux dans le creux sous-claviculaire. A droite, emphysème, respiration supplémentaire. *Région postérieure :* gauche, submatité dans les deux tiers supérieurs ; vibrations + : respiration, souffle très rude, caverneux, dans la fosse sous-épineuse ; respiration supplémentaire dans le tiers inférieur. Hypertrophie cardiaque sans lésion valvulaire.

Diagnostic : *Tuberculose pulmonaire à forme broncho-pneumonique. Deuxième période. Ramollissement. Début d'une caverne au niveau de la fosse sous-épineuse gauche.*

Traitement : un quart de verre, puis un demi matin et soir. Ni pediluves, ni douches, à cause de la complication cardiaque.

État au départ : État général très amélioré : augmentation de deux kilogs. Expectoration insignifiante, réduite à un huitième de crachoir, plus d'enrouement.

Amélioration anatomique notable justifiée par les modifications suivantes : *En avant :* disparition des craquements, respiration plus facile et mieux timbrée dans le creux sous-claviculaire gauche. Diminution de la rudesse à droite. *En arrière* : augmentation du bruit vésiculaire. Disparition du souffle caverneux, — remplacé par un bruit de frottement — et du souffle de la base. (Pl. VII.)

OBSERVATION III. — *B...*, soldat au 26e de ligne, vingt-trois ans. Lymphatique. Constitution moyenne, pas d'hérédité. Malade depuis un an. Début brusque ; fièvre, toux, hémoptysie.

État à l'arrivée : Amaigri, peu d'appétit. Ni diarrhée, ni fièvre. Pas d'enrouement, toux rare, expectoration muqueuse, adhérente (demi crachoir), mêlée de quelques crachats couleur cerise. Bacilles.

Examen de la poitrine : *Région antérieure :* à droite, sonorité, vibrations + ; respiration — ; craquements humides dans la fosse sous-épineuse, respiration supplémentaire dans le tiers inférieur.

Diagnostic : *Tuberculose pulmonaire à forme pneumonique, début de la deuxième période.*

Traitement : Pediluves, douches révulsives, un tiers et un demi verre.

État au départ : Amélioration de l'état général. Augmentation de poids (3 k. 500). Amélioration anatomique très appréciable : disparition des craquements et de la respiration supplémentaire. Expectoration réduite de moitié. (Pl. VIII.)

De tels faits ont une incontestable valeur au point de vue médical et humanitaire : administrativement parlant ils demeurent frappés de stérilité ; car, quelle que soit l'amélioration dont ils puissent bénéficier à la suite de leur séjour aux eaux, les malades de cette catégorie n'en resteront pas moins perdus pour l'armée. et la dure nécessité de la réforme les atteindra, quand même, dès leur retour au corps. Ce qui revient à dire que dans l'intérêt du trésor, du bon fonctionnement du service et, souvent aussi, de l'individu, il devrait être absolument de rigueur de rendre à la vie civile tout soldat ou sous-officier reconnu comme tuberculeux, aussitôt après la constatation positive de sa maladie.

Il nous reste maintenant à donner une rapide analyse du mode d'action et des indications du traitement thermal appliqué à la phtisie pulmonaire.

De même que pour toutes les autres maladies dont nous venons de nous occuper, il y a à considérer dans chaque phtisique, son état général ou diathésique et ses manifestations locales ou pulmonaires. Nous n'insisterons pas sur la première indication, c'est chose définitivement jugée, les eaux sulfureuses seront *à priori* favorables aux tuberculeux lymphatiques, herpétiques ou rhumatisants, — inutiles ou nuisibles aux autres tempéraments et aux autres diathèses.

Mais l'état local? comment en espérer l'amélioration sous l'influence de l'usage des eaux? cet état pathologique, c'est-à-dire la lésion pulmonaire, se décompose aussi en deux éléments : le tubercule et les altérations qu'il détermine. Cela posé et bien que la notion de la curabilité de la tuberculose s'affirme de plus en plus dans la science médicale, il ne nous est pas encore permis d'attribuer à un agent médicamenteux précis une action directe sur le tubercule lui-même. Les eaux minérales ne sauraient être exceptées de cette dénégation thérapeutique. Nous ne pouvons rien contre le tubercule pris isolément; mais il nous est possible d'agir indirectement contre lui en rendant l'organisme plus résistant et en modérant l'irritation causée dans l'organe malade par ce produit hétéromorphe.

Sous ce dernier rapport on est obligé de reconnaître aussi l'opportunité du traitement thermal. Les lésions anatomiques provoquées par le tubercule se présentent en effet sous forme de congestion, de catarrhe bronchique ou pulmonaire, de sclérose et d'ulcérations plus ou moins étendues. Parmi tous ces désordres les congestions et le catarrhe ne font à peu près jamais défaut à aucune période de la tuberculose. à eux seuls et sans tenir compte de leur origine. ils relèvent de la thérapeutique thermo-minérale et en expliquent les effets. C'est enfin de leur amendement ou de leur disparition que résultent l'amélioration appréciable ou l'arrêt de l'évolution tuberculeuse qui, dans l'espèce, équivaut à une guérison.

Telles sont les raisons qui permettent d'envoyer les phtisiques aux eaux d'Amélie. Je ne citerai que pour mémoire les avantages particuliers qu'ils y trouvent en outre sous le rapport du climat : ici point d'exclusion de tempérament et de période : tous peuvent être également appelés à bénéficier des qualités exceptionnelles de ce milieu thermal. Mais il n'en est pas de même des eaux : à côté des indications raisonnées de l'état général et de l'état local surgit encore. avec non moins d'importance. celle de la période du processus tuberculeux. Inutile ou imprudente au début. alors que l'allure de la maladie ne s'est pas suffisamment dessinée ni dépourvue de phénomènes aigus, l'administration des eaux sulfureuses ne convient dans aucun cas au dernier degré de phtisie, période où la fièvre hectique, parfois si intense et si tenace. donne à cette phase ultime toute l'excitabilité d'une maladie récente. Ce serait précipiter, sans aucune compensation, le dénouement fatal. En somme le moment opportun est celui où, à l'instar des affections de longue durée, la tuberculose évolue pour ainsi dire sans réaction, et où ses lésions locales se bornent aux simples désordres de la congestion ou du catarrhe, c'est-à-dire cliniquement, vers la fin de la première période ou dans les premiers temps de la deuxième. Plus tôt ce serait imprudent ou peu justifié; plus tard, inutile et le plus souvent pernicieux.

Pour résumer, il sera rationnel de soumettre au traitement thermal d'Amélie-les-Bains:

Les malades atteints de phtisie pulmonaire au premier ou au deuxième degré, à marche torpide et à localisation restreinte, associée à un tempérament lymphatique avec ou sans diathèse rhumatismale ou herpétique.

L'usage des eaux sera formellement interdit aux tuberculeux parvenus à la troisième période et à tous les sujets atteints de phtisie à allure précipitée avec lésions pulmonaires étendues, réaction fébrile habituelle, tendance aux hémoptysies et irritabilité nerveuse manifeste.

On voit, en définitive, combien sont exceptionnels les cas de phtisie réellement justifiables des eaux sulfureuses, et quelle doit être la circonspection du Médecin-traitant chargé de la surveillance de cette catégorie de baigneurs.

Le traitement thermo-minéral est en lui-même des moins compliqués. Limité par la force des choses aux modes d'administration les moins violents, il se borne à peu près aux moyens suivants :

Satisfaire aux indications générales en favorisant autant que possible l'absorption des principes minéraux de l'eau thermale : ce qui s'obtiendra par l'usage des demi-bains ou des bains de pieds à 38° et à faible buée, et de l'eau de boisson à petite dose (1/4 de verre) et à faible température (32 à 35°) : dépasser ces chiffres serait s'exposer à des congestions actives et à des hémoptysies inquiétantes.

L'état local sera directement traité par les inhalations et indirectement par les dérivations sur les extrémités inférieures (pédiluves et douches) (1).

(1) Plus j'observe et plus je m'affermis dans cette conviction que le traitement des tuberculeux, quels que soient leur tempérament et le degré de leur affection, doit être systématiquement borné aux pédiluves

La notice XV du Règlement sur le service de santé, en recommandant plus particulièrement de faire choix des eaux d'Amélie dans les cas morbides que nous venons d'énumérer, n'en exclut pas positivement un certain nombre d'autres affections ressortissant aussi à la thérapeutique des sulfurées douces ; c'est affaire de préférence basée sur les données de l'observation locale.

Ainsi l'on pourra indifféremment envoyer à Amélie ou à une station thermale et analogue les affections ci-après désignées, qu'il convient par conséquent d'ajouter à la liste précédente :

Les *suites des lésions traumatiques* telles que : douleurs névralgiques, — faiblesse des membres, — rigidité et contracture musculaire, — faiblesse et engorgements articulaires, — paralysies partielles.

Nous citerons enfin parmi les cas où leur usage doit être considéré comme inutile :

La goutte,— les ankyloses complètes,— les tumeurs blanches suppurantes, — les ulcères atoniques, — les ostéites de date ancienne, — les paralysies d'origine centrale, — le cancer.

Et parmi ceux où ces eaux seraient dangereuses :

Les névropathies (épilepsie, vertige, encéphalite, myélite), *la paralysie d'origine cérébrale, l'otite chronique avec otorrhée, les affections chirurgicales mentionnées ci-dessus* (carie osseuse, ulcères) *lorsqu'elles sont encore susceptibles d'exacerbations.*

et à l'eau de boisson, quand rien ne s'oppose à ce qu'il soit tenté. C'est le seul moyen de leur éviter toute cause d'oppression ou de refroidissement.

V

Obligations particulières médicales et administratives du Médecin-traitant à l'Hôpital d'Amélie.

La nature même de leurs affections, les conditions souvent excellentes de leur état général, et l'uniformisation des agents thérapeutiques font de nos malades une catégorie à part, bien différente de celle des hôpitaux ordinaires. D'un autre côté, les arrivées à l'Hôpital étant forcément réglées et périodiques, il n'existe pas ici de mouvement journalier, mais des entrées en masse et des sorties pareilles, à l'ouverture et à la fin de chaque saison. Il résulte de là trois périodes bien définies pour le service médical :

1° Examen simultané d'un grand nombre de malades à leur arrivée. Prescription du traitement thermal.

2° Surveillance du traitement thermal.

3° Examen de départ, simultané comme le premier, appréciation des résultats.

I. — Arrivée des malades. — Constatation de leur état. Examiner en détail d'une façon très approfondie et avec le moins de perte de temps possible, pour ne pas abréger la durée du traitement, un grand nombre de malades à la fois, n'est pas chose facile ; c'est la plus grande difficulté, je dirais même la seule que puisse rencontrer le Médecin-traitant d'un Hôpital thermal militaire. Mais on la surmonte aisément en adoptant dès le début une méthode précise d'investigation qu'il conviendra de suivre régulièrement par la suite. Les moyens les plus pratiques me paraissent être les suivants :

Examen d'ensemble et très rapide dans les deux premiers jours. Prescription du régime alimentaire.

Examen détaillé et successif de 8 à 10 malades par jour du deuxième au huitième jour. — Prescription du traitement thermal.

Il est bon de consigner d'emblée sur un carnet *ad hoc* les résultats de cet examen d'arrivée pour pouvoir apprécier ensuite, par comparaison, les effets de la cure. Chaque malade aura sur ce carnet d'observation deux pages entièrement consacrées à son histoire : sur la première on inscrira toutes les données nécessaires à la constatation de son état : poids, — taille, état général, — tempérament, — antécédents. — mensurations diverses (avec précision des points de repaire). — Diagnostic et analyse sommaire de la maladie.

La deuxième sera réservée aux événements thermaux; prescriptions thermo-minérales par semaine avec mention du mode d'administration, de la durée et de la température; accidents survenus. — Résultat final (*Voir le modèle proposé page* 114).

Pour l'examen des maladies de poitrine, la méthode la plus facile et la plus rapide est sans contredit celle des schéma système Lasègue. En transformant en démonstration écrite et durable, évidente pour tous, les signes révélés par l'examen clinique, parfois éphémères comme lui et souvent imparfaitement rendus par le langage pathologique, elle constitue un moyen de contrôle d'une netteté et d'une précision irréprochables. J'ai adopté, pour mon compte, une série de signes conventionnels dont chacun représente l'expression graphique des phénomènes révélés à la percussion ou à l'auscultation. Pour plus de commodité et pour rendre ces signes plus frappants à la vue, je me sers du crayon à deux teintes, réservant le bleu aux indications plessimétriques et le rouge aux stéthoscopiques. On obtient par ce procédé comme une sorte de photographie du poumon et la comparaison des deux épreuves (entrée et sortie) donne immédiatement la nature et le degré des modifications survenues dans les lésions pulmonaires sous l'influence du traitement thermal (Planches. VI, VII et VIII.)

L'examen terminé, on prescrit en connaissance de cause le mode d'administration des eaux en rapport avec l'âge, le tempérament, la nature, la période de la maladie, et la partie du corps où elle siège. On ne saurait trop recommander au Médecin traitant de préciser avec soin tous les détails de local, de température, de durée, de mode d'emploi et de position à prendre appropriés à chaque malade. Le plus sûr moyen d'en assurer la stricte exécution consiste à remettre au malade lui-même, afin qu'il en prenne une connaissance exacte et qu'il la présente ensuite aux Thermes à l'infirmier-baigneur, une note individuelle contenant toutes les indications qui le concernent.

II. — Surveillance du traitement thermal. — Période d'activité pour le malade, d'expectation au contraire pour le médecin qui aura peu ou point à intervenir selon les circonstances. Progression méthodique en durée et, au besoin, en température, modifications dans l'emploi prescrit dès le début, s'il surgit de nouvelles indications ; suspensions momentanées ou définitives nécessitées par les accidents physiologiques ou pathologiques, voilà le programme médical de cette phase, la plus longue et la plus importante du séjour aux eaux.

S'il est réellement convaincu de l'utilité de la médication qu'il dirige : ou si, n'en ayant pas l'expérience, il désire sérieusement la juger par lui-même, le médecin ne se départira pas de la règle absolue qu'il doit toujours avoir présente à la mémoire : *laisser agir les eaux et n'en contrarier les effets par aucune thérapeutique additionnelle inutile ou insuffisamment justifiée.* C'est un axiome de simple bon sens qu'il est inutile de développer ici. Le malade rencontrera partout les remèdes pharmaceutiques appropriés à son affection : il ne trouvera nulle part ailleurs les influences spéciales du milieu thermal.

III. — Examen de départ. — C'est la reproduction de l'examen d'arrivée, dont elle ne diffère que par une plus grande facilité, le premier ayant déjà précisé toutes les particularités dignes de fixer l'attention. Constatation nouvelle de l'état général, du poids, mensuration des mêmes régions, recherche des symptômes observés au début et notation de ceux de l'état actuel. En un mot comparaison des deux situations (entrée et sortie) : telles sont les données qui permettront de formuler un jugement définitif sur les résultats du traitement. Ce jugement portera l'une des mentions suivantes :

Même état,
Amélioration,
Amélioration notable,
Aggravation,

dont l'inscription sera faite sur le talon du billet de sortie et sur la deuxième partie du certificat individuel.

Obligations administratives. — Les formalités administratives imposées au Médecin-traitant de l'Hôpital thermal d'Amélie ne sont ni nombreuses ni compliquées. Voilà la liste complète des pièces à fournir au Médecin-chef par saison et par division :

Dans les huit premiers jours : État nominatif des malades en traitement dans la division avec diagnostic conforme à la nomenclature.

Vingt jours avant la fin de la saison : État de propositions pour prolongation de saison.

État de propositions pour congé de convalescence.

État de propositions pour sursis de départ *(sous-officiers, gendarmes, soldats)*.

État de propositions des malades à évacuer sur l'hôpital de Perpignan.

État des malades qui auront besoin de plusieurs places à la voiture.

État des anciens militaires traités pendant la saison.

Le dernier jour de la saison : Rapport sur le service médical de la division, *pendant la saison.*

Au fur et à mesure de la sortie de chaque malade : Fiches individuelles *contenant toutes les indications relatives au traitement thermal : nom du malade, etc... prescriptions, accidents, résultats.*

Les modèles de ces divers états sont de la plus grande simplicité : ils s'imposent pour ainsi dire d'eux-mêmes. aussi je regarde comme inutile de les joindre à ce travail, pour ne pas grossir démesurément la série des planches indispensables que je me crois obligé de lui annexer.

DEUXIÈME PARTIE

LE MILIEU THERMAL

Une cure thermale n'est pas, comme une cure pharmaceutique, l'effet simple et direct d'un remède déterminé ; c'est la résultante d'actions complexes dont l'association est aussi naturelle qu'indispensable. Sans aucun doute les eaux minérales ont le droit incontesté de revendiquer un rôle hors de pair, mais elles n'agissent pas seules, et quelque secondaires que soient les agents qui leur viennent en aide, il est de toute justice d'en affirmer l'existence et l'utilité. Cela est si vrai qu'en dehors des localités dont elles ont consacré la fortune médicale, la plupart des eaux thermales et, surtout les eaux sulfureuses, ne donnent habituellement lieu qu'à des effets hypothétiques. Sinon quelle commodité et quelle économie ne trouveraient pas les malades à se traiter chez eux !

L'expérience de chaque jour ne démontre-t-elle pas aussi très catégoriquement le peu de succès des bains sulfureux *artificiels*, dans l'immense majorité des cas d'affections chroniques que nous voyons sortir si améliorées de nos Thermes ? Et cependant quelles attrayantes promesses d'efficacité semble garantir *a priori* la judicieuse composition de ces bains, auxquels on serait mal fondé de reprocher l'insuffisance ou l'incertitude de leur minéralisation !

S'il est à ce point nécessaire d'aller prendre les eaux à leurs sources mêmes, c'est qu'une station thermale représente en réalité un milieu à part, ayant ses qualités distinctes, très variables, selon les endroits. Situation topographique, altitude, exposition, influences atmosphériques, conditions d'existence, tout va changer soudain pour le baigneur, rompu le plus souvent à des habitudes fort opposées. Avons-nous besoin d'ajouter qu'il est absolument nécessaire que ce changement lui soit favorable, sous peine d'en être réduit à partir plus malade qu'il n'est arrivé ? Or, déjà prédisposé par sa situation pathologique, il ne tardera pas à acquérir, du fait même de l'excitation inévitable due au traitement, un surcroît d'impressionnabilité aux agents modificateurs dont la combinaison constitue le milieu thermal.

Nous sommes ainsi logiquement amenés, pour compléter notre étude sur les eaux sulfureuses d'Amélie-les-Bains, à passer en revue les principales indications inhérentes aux conditions topographiques et climatériques spéciales à cette localité.

I

Esquisse topographique et climatologique d'Amélie-les-Bains.

La beauté du pays contribue pour une bonne part à la prospérité des villes d'Eaux. Il est vrai de dire qu'en général, quelle que soit leur vogue, elles sont très richement douées de cette qualité naturelle. C'est une heureuse conséquence des phénomènes géologiques qui ont présidé à la formation et déterminé le mode d'émergence des eaux thermales. En relation constante d'origine avec les terrains primitifs, les plus mouvementés de l'écorce terrestre, les *sulfurées sodiques* se distinguent, entre toutes, par le caractère grandiose et pittoresque des lieux d'où jaillissent leurs *griffons.*

Dans cette admirable chaîne des Pyrénées, dont les merveilles sont si familières aux touristes, la petite ville d'Amélie ne le cède à aucune de ses rivales pour les charmes du séjour et l'agréable variété des sites environnants. Sa faible altitude (225 mètres) et sa situation au voisinage de la plaine qui prolonge jusqu'à la mer la vallée du Tech, lui donnent le rare privilège de participer aux principaux avantages de conditions topographiques fort opposées. Ce n'est presque plus la montagne, ce n'est pas encore la plaine, mais un état intermédiaire où se fondent et s'harmonisent l'agreste sauvagerie de l'une et la grâce monotone de l'autre.

Vu des hauteurs qui le dominent, le territoire d'Amélie se présente sous l'aspect général d'une cuvette, délimitée par une ligne circulaire de montagnes escarpées dont l'altitude varie de 300 à 600 mètres. Il donne, au premier abord, l'impression d'un cirque de 400 mètres de rayon, entouré de murailles de 200 mètres de haut. Ce territoire, constitué par la rencontre à angle aigu de l'extrémité considérablement élargie de la gorge du Mondoni et d'un renflement accidentel de la vallée du Tech, a plus exactement la forme d'un *cœur de carte à jouer,* orienté Ouest-Est (strictement O.-N.-O.—E.-S.-E.) dans le sens de son grand axe, c'est-à-dire à peu près horizontalement disposé la pointe vers la mer.

La partie nord du cœur figure le bassin du Tech, la partie sud celui du Mondoni, l'éperon qui les sépare n'est autre chose que la colline si pittoresquement couronnée par les remparts de *Fort-les-Bains,* enfin la pointe correspond au confluent des deux cours d'eau.

Trois ouvertures donnent accès dans l'intérieur de cette cuvette d'un genre peu commun : — au *Sud,* l'étroite coupure de la muraille granitique à travers laquelle le torrent du Mondoni se précipite en une imposante cascade, connue sous le nom imagé de *Douche d'Annibal;* — à l'*Ouest,* l'entrée dans le renflement subit de la vallée du Tech, que nous avons signalé plus haut ; — à l'*Est,* la continuation de cette vallée, qui ne tardera pas à se fondre en une plaine fertile, gracieusement limitée à l'horizon par le trait bleu de la Méditerranée.

La ville proprement dite est groupée autour des dernières ondulations de la colline du fort. Elle occupe ainsi les deux parties du cœur figuré que nous avons pris pour terme de comparaison. Le *côté tributaire du Mondoni* représente à lui seul la vraie station thermale. C'est là que sourdent, à des hauteurs différentes, de l'ossature porphyroïde de la *Serrat-d'en-Merle,* les vingt sources sulfureuses qui ont fait la fortune d'Amélie. C'est là que les Romains construisirent les premières piscines avec cette maçonnerie indestructible, visible encore aujourd'hui dans les Thermes qui en ont conservé le nom. C'est là que se sont élevés depuis, avec tout le luxe d'installation désirable, l'établissement Pujade et en dernier lieu l'Hôpital militaire, que l'on doit considérer comme la consécration officielle de la renommée et de l'efficacité de ce milieu thermal. A l'époque, très rapprochée de nous, où la station n'avait ni nom propre (elle s'appelait les Bains-sur-Tech), ni existence municipale, les habitations ne s'éloignaient guère de l'humble chapelle dédiée, sous Charlemagne, à saint Quentin, reconstruite et consacrée en 1315, le seul vestige du passé qui frappe le regard, et qui, à ce titre, aurait au moins dû être préservée de l'humiliante transformation qu'on vient de lui imposer (1).

Cette partie de la ville est orientée, comme le Mondoni, du Sud au Nord, avec légère inclinaison S.-S.-O.—N.-N.-E. Elle a pour artère principale la rue des *Thermes,* qui la parcourt dans toute sa longueur. En amont, son seul débouché extérieur

(1) Elle a été vendue par la municipalité et transformée en écurie.

est le chemin qui conduit au fort et s'amorce ensuite à l'embranchement de la nouvelle route stratégique de Santa-Engracia (altitude 863 mètres) et à celui qui mène au hameau de *Montalba,* situé à une distance de 4 kilomètres et à 600 mètres d'altitude, au point initial de la gorge du Mondoni ; elle aboutit, en aval, à la route nationale.

Les lieux de promenade accessibles aux malades sont :

Sur la rive droite du Mondoni :

Le *parc de l'hôpital,* vaste étendue de 6 hectares, réalisant toutes les conditions exigées par l'hygiène et par la satisfaction du coup d'œil, assurant surtout aux promeneurs une très heureuse exposition, au soleil en hiver et de frais ombrages en été.

Les *allées extérieures de l'hôpital,* qui participent aux mêmes avantages et, par leurs pentes insensibles, semblent avoir pour but d'encourager les timides essais des convalescents.

Sur la rive gauche :

Le *jardin Pujade,* dont les nombreuses terrasses étagent leur luxuriante végétation jusqu'au sommet de la pente abrupte qui surplombe l'entrée de la gorge du Mondoni.

Le *jardin des Thermes romains,* occupant dans toute sa longueur la déclivité du versant sud de la colline du fort, et où les malades trouvent, presque de plain-pied, des allées largement ensoleillées et des refuges impénétrables au vent.

Les deux rives communiquent entr'elles à l'aide de trois ponts, parmi lesquels l'œil s'arrête avec complaisance sur l'élégant aqueduc qui conduit aux Thermes militaires l'eau sulfureuse du Grand Escaldadou.

L'autre partie du territoire d'Amélie, celle qui s'est constituée aux dépens de la vallée du Tech, offre une superficie beaucoup plus considérable que la première. Son sol peu accidenté était naturellement approprié à la capricieuse extension d'une ville naissante. Aussi est-ce de ce côté qu'ont reflué successivement et que surgissent encore la plupart des nouvelles constructions où la foule des baigneurs vient, à chaque saison de l'année et pour les motifs les plus divers, chercher une agréable et facile installation. On y rencontre de riantes villas, encadrées de toute l'opulente variété d'une végétation merveilleusement favorisée par la fertilité du sol et la douceur du climat. Bientôt, il faut l'espérer, les évolutions de la locomotive donneront à ce paysage, digne du pinceau d'un artiste, l'animation qui lui manque, en égayant de notes retentissantes les grondements monotones du Tech.

L'orientation de ce côté d'Amélie correspond à celle du Tech, qui en représente le grand axe. Encadré au Nord par une anse de la chaîne montagneuse, sur le sommet de laquelle brillent les points blancs des maisons de *Montbolo*, vieux bourg sarrazin perché comme un nid d'aigle à 500 mètres d'altitude, il s'appuie au Sud à la colline de Fort-les-Bains et à la rive gauche du Mondoni.

La route nationale le traverse d'un bout à l'autre sur la rive droite du Tech. Au centre de la ville, le nouveau pont de *Palalda*, d'une très gracieuse légèreté, et plus bas le vieux pont, si bizarrement jeté sur deux masses rocheuses aux reflets rougeâtres, permettent de franchir, en des points assez éloignés, les deux berges du torrent.

Cette partie de la ville est tout particulièrement fréquentée par les promeneurs; nous recommanderons pour les excursions, qu'on peut y faire sans fatigue :

Sur la rive droite du Tech :

La *route d'Arles,* qui remonte à pente douce le cours de la rivière.

La *route de Céret,* trop familière aux voyageurs pour qu'il soit besoin de la leur décrire ici.

Sur la rive gauche :

Le chemin qui relie la nouvelle route de *Palalda* à celle d'*Arles*, en côtoyant les sinuosités du versant sud de la montagne de *Montbolo*. Admirablement abritée du vent, exposée à tous les rayons du soleil, cette promenade, qu'un malade reconnaissant a gratifié du nom très expressif de *Petite Provence,* est le refuge habituel des baigneurs d'hiver. Nulle part ils ne sauraient trouver une atmosphère plus chaude, plus calme et mieux appropriée à la délicatesse de leurs bronches.

Les *deux routes de Palalda* abordant, l'une (la nouvelle) par la montagne et l'autre par la vallée, ce singulier village au cachet oriental, échelonné au-dessous de trois tours qui lui restent d'un ancien château-fort d'où les Maures, au temps de leur occupation, surveillaient l'entrée de la haute vallée du Tech.

Enfin entre ces deux routes le chemin étroit, mais suffisamment praticable, qui prolonge jusqu'au vieux pont celui de la Petite Provence, dont il est à tous égards une assez fidèle reproduction.

Ainsi, pour résumer, la station thermale d'Amélie se caractérise topographiquement par :

1° *Sa faible distance de la mer* (32 kilomètres) ;

2° *Son altitude peu considérable* (225 mètres) ;

3° *Sa situation au milieu d'un cercle à peu près régulier de montagnes assez élevées qui lui servent d'abri ;*

4° *Ses ouvertures naturelles à l'Est, à l'Ouest et au Sud : la première plus accessible que la deuxième et surtout que la troisième, exactement délimitée par l'étroite brèche du Mondoni.*

A ces conditions spéciales correspondent des conditions climatériques non moins bien déterminées. Il serait à coup sûr superflu de faire ressortir que le climat d'une localité est le résultat de facteurs assez nombreux, les uns communs à la région toute entière, les autres très variables, selon les endroits, et donnant la raison justificative de ces diversités de milieux que le rapprochement devrait identifier. Ces influences sont, en d'autres termes, générales ou locales.

Les premières, bien connues, dépendent exclusivement de la latitude. A ce point de vue, chacun sait d'avance ce que doit être le climat d'Amélie. Située au voisinage immédiat de la ligne isotherme qui coupe assez régulièrement l'hémisphère nord, en passant par la chaîne des Pyrénées pour aboutir en Amérique à la hauteur de New-York, notre station se trouve ainsi exactement placée sur la limite naturelle qui sépare les *climats tempérés* des *climats chauds*. Intermédiaire entre les deux, elle participe à leurs avantages tout en se trouvant garantie de leurs excès. Pour mieux fixer les idées, nous dirons qu'elle jouit d'une température moyenne de + 15°, dont les limites extrêmes, de — 5° et de + 32°, sont absolument exceptionnelles. On pourrait même citer certaines années où le thermomètre n'est jamais descendu à 0°, ni monté à 30°. Exemples : 1861 pour la première catégorie, 1858, 59, 60, 61, 62 pour la seconde, pendant une période de dix ans.

La hauteur barométrique normale varie de 740 à 745.

Au deuxième ordre d'agents *(influences locales)* se rattachent celles du sol et de l'atmosphère, autrement dit les influences telluriques et les influences météorologiques. Voyons ce qu'elles offrent de particulier dans notre milieu thermal.

INFLUENCES TELLURIQUES. — Nous connaissons déjà celles que le relief du sol est en droit de revendiquer. Aussi nous bornerons-nous à les compléter en disant que, par sa nature sablonneuse et par sa déclivité plus que suffisante, le territoire d'Amélie échappe à tout reproche d'humidité naturelle due à la stagnation des eaux pluviales ou d'arrosage, toujours rapidement entraînées vers les deux torrents qui assurent en même temps la propreté de la ville.

Influences météorologiques. — Malgré le voisinage des montagnes, les perturbations d'une certaine intensité sont rares à Amélie. Il est, en effet, à remarquer que presque tous les orages occasionnés par l'accumulation des nuages autour des sommets du Canigou épargnent systématiquement notre ville pour s'abattre au pied des ramifications nord de ce massif. Mais il n'en est pas moins vrai que l'état atmosphérique ne saurait absolument échapper à une aussi puissante influence. Celle-ci se traduit en réalité par une assez grande mobilité dans l'aspect du ciel qui, souvent dans la même journée et avec la rapidité féerique d'un changement de décor, se recouvre d'un immense voile nuageux ou resplendit de la plus éclatante sérénité.

En somme, les beaux jours l'emportent par leur nombre, puisque la moyenne des journées pluvieuses ne dépasse pas soixante-cinq, donnant de 600 à 700 millimètres d'eau, condition habituelle du climat méditerranéen et commune à toute la zone comprise de Montpellier à Nice.

Les orages peuvent être considérés comme exceptionnels. On en compte tout au plus de dix à quinze par année ordinaire. Dans une période de dix ans, j'ai relevé une année entière sans orage et une autre où il n'en était mentionné qu'un seul. J'ajouterai que les *jours de neige* sont d'une rareté voisine de l'absence complète. Inconnus dans bon nombre d'années (au moins trois sur dix), leur chiffre probable atteint à peine l'insignifiant maximum de trois.

Les vents régnants ne diffèrent pas de ceux qui soufflent d'habitude sur les côtes de la Méditerranée. Mais, grâce aux abris naturels qu'elle doit aux montagnes environnantes, la station d'Amélie est efficacement protégée contre la violence de certains d'entre eux. C'est ainsi que les vents du Nord et du Sud ne lui parviennent que très atténués. Au reste, voici les proportions respectives que les vents de toute nature atteignent dans l'année :

Ouest. — 152 jours, parmi lesquels on compte approximativement :
Ouest proprement dit, 30 jours (vent de pluie).
Sud-ouest, 50 jours (vent de pluie).
Nord-ouest, 70 jours (vents habituels des beaux jours).
Est. — 114 jours, y compris :
Est proprement dit, 30 jours.
Nord-est, 54 jours (souvent suivis de pluie).
Sud-est, 30 jours (souvent suivis de pluie).
Nord. — 63 jours.
Sud. — 24 jours.

L'état hygrométrique déterminé par ces vents varie avec leur nature et leur intensité. Il présente comme limites extrêmes : 25° et 90°. Sa moyenne est de 50 à 60.

En fin de compte, une température moyenne de + 9° en hiver et de 20° en été ; une heureuse association des vents de montagne et des brises maritimes; par suite ni excès, ni insuffisance d'humidité atmosphérique, mais un juste milieu admirablement approprié à la généralité des tempéraments; à peu près jamais de neige, presque pas d'orages, peu de pluies, un ciel habituellement serein, c'est-à-dire une séduisante succession de beaux jours assurée en toute saison ; en voilà assez, je pense, pour justifier la bonne renommée du climat d'Amélie.

II

Des influences saisonnières locales, et de leur relation avec le traitement thermal.

Ces remarquables qualités climatériques semblent cependant avoir moins frappé, tout d'abord, les anciens baigneurs que les propriétés curatives des eaux sulfureuses. La vogue des stations hivernales ne s'est créée que lentement et sous l'empire d'idées et de besoins inconnus à nos pères. On ne voyait autrefois dans le traitement thermal que l'action directe des eaux minérales. Instruits par une expérience plus généralisée, ou mieux rompus aux dissociations analytiques, nous savons aujourd'hui à n'en pas douter, que les influences du climat local ne sauraient être considérées comme une quantité négligeable. Gardons-nous cependant de tomber dans l'excès contraire et de leur accorder une trop grande part, voire même, ainsi qu'il n'est pas rare de l'entendre affirmer de parti pris, la seule efficacité thérapeutique de la cure thermo-minérale. *In medio stat virtus.* Dans l'immense majorité des cas, la réunion des deux est d'une nécessité aussi évidente que nécessaire ; nous n'avons pas à revenir sur l'opinion, déjà exprimée à ce sujet, au commencement de cette deuxième partie de notre ouvrage.

A quelle époque la petite ville d'Amélie a-t-elle commencé d'attirer la foule des baigneurs d'hiver? Il me paraît assez difficile de répondre actuellement à cette question. Au temps d'Anglada, rien ne la différenciait bien positivement des autres villes d'Eaux, où il était d'habitude de se rendre pendant la belle saison. Les idées étaient d'ailleurs si peu fixées là-dessus que, lors de la création de l'Hôpital militaire, on ne songea rien moins qu'à la possibilité d'en faire un hôpital hivernal (1). L'aménagement intérieur, les accessoires obligés, la capacité

(1) « La disposition des lieux permet à la saison des bains de s'y prolonger bien davantage que dans la plupart des autres établissements. La fréquentation de ces Thermes *(les Thèrmes romains, les plus anciens d'Amélie)* a lieu depuis le 15 mai jusqu'au 15 octobre. L'hiver lui-même est loin d'en interdire l'approche ; il n'est pas rare d'y voir des malades faire usage des bains pendant la plus rude saison... » Anglada, *Traité des eaux minérales.*

des réservoirs (1), tout en un mot fut calculé dans la prévision exclusive d'une saison estivale. Il fonctionna de la sorte, d'après la coutume locale, pendant quatre ans, de 1854 à 1857 inclus. Ce n'est qu'en 1858 que furent inaugurées les saisons d'hiver, aujourd'hui si recherchées qu'elles comptent pour plus de la moitié dans le mouvement annuel des malades admis à l'usage des eaux.

Ainsi le fonctionnement actuel de l'Hôpital militaire comprend deux périodes aussi naturelles que distinctes :

1° — *Période d'hiver :* Deux saisons de 60 jours :
  1re — du 15 novembre au 15 janvier.
  2e — du 15 janvier au 15 mars.
2° — *Période d'été :* Quatre saisons de 45 jours :
  1re — du 15 avril au 1er juin.
  2e — du 1er juin au 15 juillet.
  3e — du 15 juillet au 1er septembre.
  4e — du 1er septembre au 15 octobre.

Il existe une interruption de trente jours entre chaque période, et une de trois jours entre chaque saison, afin de donner à l'administration le temps et les moyens d'approprier les locaux et d'assurer le bon entretien du matériel.

En principe, ces deux périodes ne peuvent également convenir à toutes les maladies et à tous les tempéraments ; il me paraît donc utile, pour en faciliter le choix, de donner quelques renseignements sur les conditions météorologiques propres à chacune d'elles.

(1) Telle est l'explication de cette disproportion frappante entre les réservoirs n° 3 (eau réfrigérée) et n° 5 (eau chaude), la capacité du premier étant plus du double de celle du second : c'est qu'il était absolument indispensable d'assurer la prépondérance de l'eau réfrigérée, si nécessaire et si difficile à obtenir en été. Les conditions sont diamétralement opposées en hiver.

A. — Période d'hiver.

Tableau des principales indications météorologiques.

MOYENNES	NOVEMBRE	DÉCEMBRE	JANVIER	FÉVRIER	MARS
Journées à 0° et au-dessous...........	1	4	3	6	2
Jours de pluie........	1	4	3	6	2
Jours de neige........	0,4	0,5	0,4	2	0,4

Ainsi, les plus mauvais mois de l'hiver sont ceux de décembre et de février, celui-ci représentant le maximum des perturbations atmosphériques pendant cette période de l'année.

Il en résulte que s'il recherche avant tout les conditions climatériques, si ses susceptibilités individuelles exigent impérieusement qu'il évite les rigueurs du froid, le malade devra choisir la *première saison,* habituellement plus clémente que la seconde. Je la conseillerais aussi à ceux que les exigences du service ne condamnent pas à reprendre leurs occupations au sortir du traitement thermal, c'est-à-dire qui peuvent achever leur hiver dans un milieu ou dans des conditions aussi satisfaisantes que possible.

Dans le cas contraire, si le baigneur est absolument obligé de se livrer sans transition à toutes les éventualités de la vie militaire, il lui sera préférable d'adopter la *deuxième saison,* à moins qu'il ne vienne d'une localité plus heureusement douée encore qu'Amélie sous le rapport de la température hivernale, ce qui ne peut être qu'exceptionnel et à peu près exclusif au littoral algérien.

Généralement parlant, l'hiver est peu favorable au traitement thermal. Les écarts toujours considérables de température que subit brusquement le baigneur en passant de l'atmosphère balnéaire à l'air extérieur, sont pour lui non seulement une cause très puissante de refroidissement, mais encore un sérieux obstacle à la suractivité des fonctions cutanées, une des manifestations les plus évidentes de la médication thermominérale, un des meilleurs signes de son efficacité. La preuve nous en est abondamment fournie par la notation journalière des événements survenus chez nos malades, au cours du traitement. Les saisons d'hiver se font toujours remarquer par la rareté des réactions physiologiques dues à l'usage de nos eaux, telles que la *poussée thermale*, les *sueurs*, l'*odeur sulfureuse*, qui ne se montrent qu'exceptionnellement ou à l'état fruste, alors qu'elles sont à peu près la règle dans les saisons d'été.

En revanche, et cela se comprend sans peine, la période hivernale expose beaucoup moins que l'estivale à l'intolérance gastrique, à la diarrhée, et aux états bilieux si communs pendant les chaleurs. La plupart des accidents pathologiques du traitement se localisent, par une loi très naturelle, sur les muqueuses du palais, du larynx et des bronches.

Ces considérations, tirées des données fournies par l'observation locale, nous autorisent de la sorte à conclure que le traitement thermal pendant les saisons d'hiver, abstraction faite de toute autre convenance personnelle, doit être spécialement réservé :

Aux malades dont l'état réclame tout particulièrement les heureuses influences du climat ;

A ceux qui sont prédisposés aux irritations gastro-intestinales ;

A ceux dont les affections n'exigent qu'un usage modéré et restreint des eaux sulfureuses, c'est-à-dire qu'il serait inutile ou dangereux de soumettre au maximum d'activité de la médication thermale.

B. — Période d'été.

Tableau des principales indications météorologiques.

MOYENNES	AVRIL	MAI	JUIN	JUILLET	AOUT	SEPTEMBRE	OCTOBRE
Journées à 30° et au-dessus.	0	0	2	4	4	1	0
Jours de pluie..	7	13	7	5	6	5	5
Jours d'orage...	0,4	1,4	3,2	4,1	3	1,2	0,8

On voit d'après ce tableau que :

La *première saison* se caractérise par une température peu élevée, mais aussi par le maximum des jours de pluie de la période d'été ;

La *deuxième* a plus de chaleur et moins de pluie ;

La *troisième* offre le plus grand nombre de journées chaudes et orageuses ;

La *quatrième,* avec une température inférieure à celle des deux précédentes, mais supérieure à celle de la *première,* a en même temps sur cette dernière l'avantage d'être moins pluvieuse.

Le choix se portera donc de préférence sur la *deuxième* et sur la *quatrième.*

A un point de vue plus général, il est naturel de dire des saisons d'été qu'elles répondent à des indications absolument contraires à celles des saisons d'hiver ; en d'autres termes, elles conviennent surtout :

Aux malades qui ont plus besoin des eaux que du climat ;

A ceux dont l'état constitutionnel nécessite, pour se modifier. l'emploi de toutes les ressources du système balnéaire, tels que les *arthritiques,* les *herpétiques*, les *rhumatisants*, auxquels il est par conséquent indispensable d'assurer le bénéfice du maximum des effets curatifs des eaux sulfureuses, maximum qu'on ne peut raisonnablement obtenir qu'en été;

Enfin à la catégorie des débilités qui présentent pour le froid une impressionnabilité excessive.

Il est cependant possible de préciser davantage et de conseiller :

La *première* et la *quatrième saisons,* — aux baigneurs qui résident dans les climats septentrionaux, ou qui ont une prédisposition marquée pour les troubles digestifs ;

La *deuxième,* — aux Algériens et aux Méridionaux ;

La *troisième*, — aux anémiques voisins de la cachexie, d'origine climatique ou palustre, directement expédiés de nos colonies équatoriales.

Toute réserve faite, cela va sans dire, des exigences du service ou des raisons d'ordre privé, qu'il n'est pas toujours facile de concilier avec l'opportunité des préceptes médicaux. Mon rôle se borne strictement à indiquer aux malades quelles peuvent être *a priori* les conditions les plus favorables à l'efficacité du traitement thermal.

III

Du choix du système thermal (association ou alternance), approprié aux saisons, aux maladies et aux tempéraments.

Le *bain* représente incontestablement la base de la médication thermo-sulfureuse. Nul autre mode d'emploi des eaux ne réalise au même degré que lui les effets de stimulation générale, de révulsion périphérique, de pénétration intime des principes minéralisateurs, nécessaires à l'amélioration, sinon à la guérison finale que l'on vient demander au traitement thermal. Il est, en un mot, merveilleusement approprié à l'ensemble des indications générales et locales des maladies qui ressortissent à son action thérapeutique. Aussi a-t-il été longtemps le seul moyen connu et pratique, celui dont l'efficacité légendaire avait déjà rendu célèbre, dès la plus haute antiquité, bon nombre des stations les plus fréquentées de nos jours. Les autres procédés hydrothérapiques, si perfectionnés aujourd'hui, n'ont été introduits que successivement et depuis peu dans les établissements thermaux.

Parmi ces ressources supplémentaires que l'art a judicieusement ajoutées à celles de la nature, les *douches* occupent, sans contredit, le premier rang par leur importance et par la confiance pleine de promesses qu'elles inspirent aux malades. On peut dire qu'elles se sont affirmées dès le début comme les rivales des bains ; rivales souvent préférées à cause de leurs effets immédiats, plus directement appréciables que ceux des autres procédés balnéaires. Or il y a là un excès d'entraînement qui me paraît nuisible à la bonne renommée et aux saines traditions de la médication thermale. Il est bon de ne pas oublier que si l'action de la douche thermo-minérale est plus énergique que celle du bain, elle ne peut être par contre que très limitée. N'obéissant qu'à une simple indication locale, elle n'a sur l'état général qu'une influence hypothétique, et, quand bien même il serait démontré que l'eau minérale, ainsi administrée, ne perd aucune de ses propriétés curatives, comment espérer, dans ce choc toujours violent de la colonne liquide sur une partie très restreinte de l'organisme, une suffisante absorption des principes médicamenteux de l'eau sulfureuse, si ennemie de l'agitation et du contact de l'air?

Il convient donc, raisonnablement, de se borner à demander à la douche des effets mécaniques spéciaux déterminés surtout par sa température, et accessoirement par sa minéralisation. C'est ainsi que, selon son degré thermique et son mode de distribution, elle joue le rôle d'un massage (*douche résolutive*) ou celui d'un sinapisme (*douche révulsive*). Aller plus loin, c'est fausser le sens thérapeutique du traitement thermal, dont le vrai but est de modifier l'état constitutionnel d'où dépendent les manifestations locales.

Pas d'exclusivisme en faveur de la douche : nous l'admettrions plutôt en faveur du bain ; mais le parti le plus sage, le plus rationnel, le juste milieu en un mot, réside dans l'emploi simultané des deux. A ce point de vue, nous nous trouvons en présence de deux systèmes également recommandables au premier abord : la méthode que je désignerai sous le nom d'*association*, c'est-à-dire bain et douche coup sur coup, et celle de l'*alternance*, qui se définit d'elle-même. Voyons quels peuvent être leurs qualités ou leurs défauts respectifs.

L'*association* semble réaliser *à priori* une combinaison parfaite des deux procédés et garantir le maximum de leurs effets utiles. C'est la forme la plus saisissante du traitement thermal dans toute son activité. Aussi est-elle très en honneur et presque traditionnelle à l'Hôpital d'Amélie. On est pas moins en droit de lui reprocher de négliger, jusqu'à un certain point, les indications générales au bénéfice des locales, et d'occasionner pour bon nombre de malades une fatigue prématurée qui les condamne à des interruptions intempestives. Car une pareille méthode entraîne nécessairement la réduction de la durée du bain, et par suite diminue les chances d'absorption des principes minéraux de l'eau thermale.

L'*alternance*, avec moins d'activité apparente, laisse en réalité plus de latitude au développement normal des effets distincts et séparés de chacun de ces deux agents thermo-thérapiques. La durée n'étant plus limitée par l'obligation de partager entre les deux le temps de la séance quotidienne, qu'il serait imprudent de prolonger au delà d'une heure, cette augmentation de séjour au bain et à la douche permettra certainement au malade de mieux éprouver leur efficacité et d'échapper à leurs inconvénients.

Ce ne sont là que des lignes générales de conduite. Il serait aussi absurde qu'imprudent de les ériger en systèmes absolus et de les appliquer indistinctement à tous les cas. Le simple bon sens indique en effet que l'opportunité de chacune de ces deux méthodes ne saurait être invariablement la même et qu'elle doit nécessairement se modifier avec les circonstances. De fait, elle change selon les *saisons*, les *maladies*, les *tempéraments*, et j'ajouterai selon la *période du traitement*.

A. — Saisons. — La seule observation que l'on puisse faire à ce sujet, c'est que la méthode de l'*association*, obligeant le baigneur à changer plusieurs fois de milieu sans être suffisamment vêtu, l'expose à de nombreuses causes de refroidissement qu'il lui sera fort difficile d'éviter. D'où il résulte que cette méthode est avant tout praticable en été.

B. — Maladies. — Il est bien entendu que nous n'avons en ce moment à nous occuper que des catégories morbides pleinement justifiables du traitement thermal actif, c'est-à-dire du rhumatisme, de l'arthritisme, de l'herpétisme et des suites de lésions traumatiques ; les autres cas pathologiques donnant bien rarement lieu à soulever la question de thérapeutique thermo-minérale que nous cherchons actuellement à résoudre.

Cela posé, nous dirons que :

Aux rhumatismes mobiles, il convient d'opposer le système de *restriction*, borné à l'usage des bains seuls ;

Aux rhumatismes fixes — à forme sèche : méthode mixte avec prédominance de la période d'*alternance* ; — à forme exsudative (engorgement) : méthode mixte avec prédominance de l'*association*.

Les *herpétiques* et les *arthritiques*, à manifestations généralisées, seront de préférence soumis à la restriction (bains seuls). Dans les cas de manifestations locales bien délimitées : méthode mixte, avec plus d'*alternance* que d'*association*.

Les suites de *traumatismes* exigeront une grande variété dans les modes d'application du traitement thermal : — *restriction* (bains seuls), pour les cals douloureux, les rétractions musculaires, les cicatrices récentes ou peu résistantes ; — *alternance*, pour les névralgies et les atrophies ; — *association*, pour les *hyperplasies* indolentes et les engorgements permanents. En somme prédominance à peu près constante des indications locales, qu'il importe de ne pas perdre de vue.

C. — Tempéraments. — L'indication consiste à rechercher quelle est l'aptitude la plus prononcée du malade, pour le bain ou pour la douche.

Il existe à ce sujet de très singulières prédispositions : c'est le rôle du Médecin-traitant de les discerner et d'en tenir compte. En règle générale l'impressionnabilité au bain étant en raison de l'excitabilité cardiaque, il y aura lieu de déterminer, aussi exactement que possible, le degré individuel de cette tolérance du cœur, pour apprécier la proportion à établir entre le nombre des bains et celui des douches. Ce dernier devra toujours être en excès dès qu'on aura constaté les signes positifs de cette excitabilité ; il en sera de même chez les malades qui présentent une disposition toute particulière à la précocité de la saturation thermale. Quant à l'aptitude aux douches, je la considère comme une règle dans tous les cas où le traitement thermal n'est pas rigoureusement contre-indiqué.

Ces diverses données aideront à fixer le choix du système et les modifications à prendre, au fur et à mesure des événements de toute sorte, que l'observation journalière ne laissera pas inaperçus.

D. — Période du traitement. — Voici, pour mieux fixer les idées, un exemple du plan général qui me semble répondre de la manière la plus satisfaisante aux considérations que je viens de formuler :

Première semaine. — Début invariable par l'*alternance.* C'est le meilleur moyen d'essayer la tolérance du sujet et de discerner sur quelle partie du traitement il conviendra d'insister par la suite.

Deuxième semaine. — Continuation de l'*alternance*, avec augmentation de durée et, si besoin est, de température.

Troisième semaine et quatrième semaine. — Association.

Cinquième semaine. — Restriction dans le sens indiqué par la marche du traitement, c'est-à-dire bains ou douches seuls.

Sixième ou dernière semaine. — Retour à l'*alternance.*

Je ne saurais assez recommander aux malades et aux médecins de se garder soigneusement de toute idée préconçue sur le *nombre* de bains et de douches qu'ils seront tenus de prendre ou de prescrire. Rien d'absolu ni de fatidique dans ce chiffre : la seule mesure rationnelle est donnée par l'impressionnabilité du sujet et par son aptitude à la saturation thermale, dont il ne faut jamais dépasser les limites.

IV

Conseils hygiéniques aux baigneurs.

Les baigneurs qui se rendent aux villes d'eaux avec l'idée bien arrêtée d'y chercher la santé, ne sauraient trop se persuader que le succès de la médication dépend, en grande partie, de leur bonne volonté à éviter les occasions qui pourraient en contrarier les effets. Ils rencontreront partout un écueil naturel et invariable : l'entraînement de l'exemple et la recherche exagérée des distractions. La nature même du pays, où le pittoresque va souvent jusqu'à la sauvagerie, leur éloignement des centres, le chiffre restreint de leur population, ont nécessairement obligé les stations thermales à se doter de tous les moyens capables d'en rendre le séjour attrayant. C'est la meilleure consécration d'une nécessité qu'aucun médecin ne mettra en doute, celle de détourner l'esprit des fatigues habituelles d'occupations souvent fort absorbantes, et de rendre plus complet le calme réparateur que l'organisme vient demander à ce nouveau milieu.

Malheureusement l'abus, qui gâte tout, et quelquefois aussi des idées préconçues sur l'obligation de se distraire quand même, font de cet agréable auxiliaire du traitement, des causes assez fréquentes d'insignifiance ou de nullité dans le résultat final. On comprendra que je ne puisse qu'effleurer une question d'ordre si personnel et si intime, si opposé selon les tempéraments et les individus. Je me bornerai à appeler l'attention sur certaines circonstances de la vie thermale d'Amélie-les-Bains, où il ne sera pas sans utilité pour le baigneur de recevoir quelques conseils profitables à ses intérêts sanitaires.

La ligne de conduite qui s'impose à toutes les catégories de malades admis au traitement thermal : hospitalisés, non hospitalisés, baigneurs civils, est des plus simples. Elle consiste à ne pas oublier que l'emploi des eaux sulfureuses entraînant nécessairement de sérieuses fatigues momentanées, condamne toute occasion de fatigues additionnelles. C'est en résumé la condamnation formelle des veilles prolongées et des exercices physiques immodérés. Ni nuits de bal, ni ascensions pénibles, ni écarts de régime ; voilà sans doute un langage fort discordant, et des prescriptions peu conformes aux usages traditionnels, si en honneur dans les stations thermales. L'observation de chaque jour n'en démontre pas moins qu'il serait illusoire, dans la majorité des cas, de chercher à en atténuer les rigueurs.

On est pleinement autorisé, par contre, à conseiller aux malades de vivre le plus possible au grand air. Ce sera pour eux le vrai moyen de profiter des rares qualités du climat et de rendre plus complètes et plus durables les heureuses influences des eaux. Les jardins de la ville et les promenades environnantes permettent d'accomplir sans fatigue cette agréable obligation de la cure thermale. Toutefois, comme les heures opportunes changent inévitablement avec les saisons, nous croyons devoir entrer ici dans des détails qui, sans ce motif, ne manqueraient pas de paraître puérilement méticuleux.

En hiver, les moments les plus favorables de la journée sont compris entre midi et trois heures. C'est la période du maximum stationnaire de la température : avant, elle peut être encore trop basse ; immédiatement après, elle commence à descendre.

En été, les choses vont tout autrement, cela se comprend sans insister.

Dans la *première saison*, il est déjà possible de faire de très agréables promenades le matin de huit à dix heures. On pourra sortir l'après-midi de deux à cinq. Même observation pour la *quatrième saison*.

Dans les *deuxième* et *troisième saisons* : de sept à neuf heures le matin, de quatre à six heures le soir, et après dîner jusqu'à dix heures.

D'une façon générale, je considère comme une imprudence pour tous les malades atteints d'affections laryngo-pulmonaires, de sortir de chez eux après dîner, en toute saison, sauf dans la période des fortes chaleurs.

La promenade la plus fréquentée des baigneurs d'hiver est, à bon droit, la *Petite Provence*, à cause de son admirable exposition au soleil. Mais ses qualités exceptionnelles pourraient facilement devenir, si l'on n'y prenait garde, la cause d'accidents sérieux. Ainsi ce milieu de prédilection étant naturellement surchauffé, il conviendra, au retour, de se vêtir avec un surcroît de précaution, et pour les bronchitiques, de se garantir, d'une manière absolue, des courants d'air qui franchissent à peu près sans interruption le pont du Tech.

Je recommanderai aussi de ne pas stationner au soleil, dans une immobilité prolongée. Mieux vaut marcher, même très lentement, ou si la chose est impossible, se faire promener en petite voiture : le léger déplacement d'air ainsi obtenu suffira à corriger l'ardeur souvent excessive que la concentration donne aux rayons du soleil. Or les suites de ces insolations inconscientes ne sont autres, dans les cas légers, que des *coryzas*, toujours accompagnés d'une exacerbation laryngée ou bronchique ; et dans les cas graves, de vraies congestions pulmonaires aiguës, déterminant des hémoptysies parfois très abondantes et immédiates, ainsi que j'en ai été témoin oculaire sur les lieux mêmes.

La route d'Arles, la route inférieure de Palalda, et, les jours de calme atmosphérique, celle de Céret, offrent aussi d'excellentes conditions aux promeneurs d'hiver. Pour ces deux dernières il sera prudent de les rejoindre ou d'en revenir par le chemin qui prolonge celui de la Petite Provence, afin d'éviter le parcours de cette partie de la rue d'Amélie où le soleil, empêché par le mur d'enceinte de l'hôpital, ne pénètre qu'avec une trop discrète parcimonie.

Les allées extérieures de l'hôpital et celles du jardin des Thermes se trouvent tout naturellement indiquées aux baigneurs peu ingambes ou par trop antipathiques à la circulation en petite voiture.

Enfin et pour ne pas retenir plus longtemps le lecteur sur un sujet aussi peu attrayant, je dirai que les baigneurs d'été auront moins à se préoccuper des inconvénients que je viens de signaler. Délivrés, par le fait même des conditions thermiques mieux réglées dans cette saison, de tous les dangers de ces brusques transitions de température que les malades d'hiver subissent fatalement presque à chaque pas, la nature de leurs affections les rend en outre moins impressionnables aux influences atmosphériques. D'ailleurs les lieux de promenade ne sauraient changer : leur choix dépend avant tout de l'heure de la journée. Contentons-nous de rappeler que, grâce à l'abondance de leurs eaux vives et à l'heureuse variété de leur exposition, ils offrent avec une égale facilité de frais ombrages en été et de chauds abris en hiver : privilège qui fait d'Amélie la seule station thermale où l'on puisse, en toute saison, jouir du double bénéfice des eaux et du climat.

APPENDICE

Je considère comme un devoir de ne pas terminer cette étude sans donner aux baigneurs qui l'auront honorée de leur attention, quelques explications sur les lacunes que bon nombre d'entr'eux pourraient trouver à lui reprocher. Il n'y est en effet question que très accessoirement des établissements thermaux de la localité et des sources qui les alimentent.

Nul ne s'étonnera, je l'espère, étant donnés la nature de mes fonctions et le milieu qui m'est familier, de me voir écrire avant tout pour des militaires : d'autant plus qu'il m'était tout particulièrement facile de leur présenter une description minutieuse du système balnéo-thérapique que le service de santé met ici à leur disposition.

Les deux établissements civils d'Amélie ne m'offraient pas à beaucoup près, les mêmes facilités : et en eût-il été autrement que, selon toute probabilité, je n'eusse en aucune façon modifié le plan de mon travail. Si l'on veut bien ne pas oublier que les trois *Thermes* de notre station ont été construits en vue de besoins identiques et alimentés par des sources d'une composition quasi invariable, on comprendra sans peine qu'il ne saurait exister entr'eux de différences par trop nettement tranchées. Décrire l'un, c'est en définitive décrire les deux autres. Qui a vu les piscines, les baignoires, les douches, les pulvérisateurs de l'Hôpital militaire, a le droit de se faire une très juste idée des appareils similaires que l'on rencontre aux *Thermes Pujade* et aux *Thermes Romains.*

Ces deux derniers se caractérisent surtout par l'avantage incontestable d'être pourvus de salles d'inhalation et de nombreuses buvettes, à températures diverses et fixes, correspondant à autant de sources dotées des mêmes principes minéraux mais en quantité proportionnée au chiffre de leur degré thermique.

Donner une analyse sommaire de ces sources, c'est évidemment, pour moi, le meilleur moyen de me justifier des reproches auxquels je viens de faire allusion. En voici la nomenclature :

Thermes Pujade.

Source Arago, 60°; alimente les douches et les cabinets de bains.

Source Anglada, 59°; émerge directement du rocher, dans lequel est creusée avec un grand effet de pittoresque et d'originalité, la piscine de l'établissement.

Source Amélie, 47°; fournit les étuves et la salle d'inhalation, aménagées au-dessus de son Griffon.

Sources des Buvettes, au nombre de huit, graduées de la manière suivante :

Source des nerfs.	23°	Buvettes dites supérieures.
— *Pectorale*	30°	
— *Bouis*	33°	
— *Chomel*	41°	Buvettes inférieures.
— *Larrey*	42°	
— *Bouillaud*	43°	
— *Desgenettes.*	43°	
— *Pascalone*	43°	

La richesse sulfureuse de ces sources augmente assez régulièrement avec leur température. Elles représentent, à ce point de vue, une échelle de progression dont la *Source des nerfs* et la

Pascalone occupent les limites extrêmes, la première avec une proportion insignifiante, et la deuxième avec 0g.013 de sulfure.

Signalons en même temps une particularité qui donne à la *source Chomel* des propriétés absolument spéciales. Par suite de conditions, difficiles à déterminer, elle présente à un bien plus haut degré que les autres sources d'Amélie, les caractères de la *dégénérescence sulfitée,* si remarquablement mise en lumière par M. Durand-Fardel, au début de cet ouvrage. Semblable sous ce rapport aux *eaux de la Preste,* elle participerait aussi à leurs vertus curatives, d'après bon nombre de faits d'observation récente. Il est certain que. grâce à cette transformation chimique qui la rend très supportable à l'estomac, elle se prête sans inconvénient à l'administration interne à haute dose, et par conséquent, *au lavage*, qu'il est de règle de prescrire dans la plupart des affections chroniques de la *vessie.*

Thermes Romains.

Source du Petit Escaldadou . . .	61°	Très abondantes : assurent et au delà tous les besoins du système balnéaire de l'établissement.
Source du Bassin de réfrigération.	61°	

Sources des Buvettes, on en compte quatre.

Source du Petit Manjolet	44°	Situées dans le jardin même des Thermes.
— *des Romains* . .	46°	
— *Fanny*	60°	

Source Manjolet, 39°. C'est la plus ancienne et, avec celle de la *source Pascalone,* la plus fréquentée des buvettes de la station. Elle surgit à 150 mètres à l'ouest du Griffon du Gros Escaldadou, et à une altitude supérieure à celle de toutes les autres sources. Le pavillon rustique qui l'abrite sert en même temps de lieu de repos, très apprécié des buveurs après la courte mais assez fatigante ascension de cette partie du chemin du Fort qu'ils sont obligés de gravir pour aborder celui de la buvette.

Est-il besoin d'ajouter que, en dehors de ces distinctions naturelles, inhérentes à la disposition des lieux, les questions traitées dans ce travail s'appliquent, de tout point, aux baigneurs des Thermes civils : — mode d'administration des eaux — genre de maladies qu'il convient de leur soumettre — prescriptions thérapeutiques — choix de la saison et du système - conseils hygiéniques ; ces diverses données constituent en somme un terrain commun, imposant nécessairement à tous des voies identiques pour arriver au même but final.

FIN

TABLE DES MATIÈRES

PREMIÈRE PARTIE

LES EAUX SULFUREUSES

Pages

I. — Notions sommaires sur les eaux minérales. — Considérations sur les eaux sulfureuses. — Amélie-les-Bains. — Thermes militaires... 15
Captage.......... 18
Conduite.......... 20
Réfrigération.......... 21
Réservoirs.......... 23
Thermes.......... 25

II. — Des divers modes d'administration des eaux sulfureuses à l'hôpital d'Amélie.......... 29
Usage interne.......... 30
Bains.......... 31
Douches.......... 34
Pulvérisations.......... 41
Inhalations.......... 44
Gargarismes.......... 45

III. — Effets physiologiques et pathologiques des eaux d'Amélie.......... 45
Phénomènes physiologiques.......... 49
— pathologiques.......... 51

IV. — Indications et prescriptions thérapeutiques.......... 54
Rhumatismes.......... 56
Suites de fractures.......... 57
Dermatoses.......... 58
Anémie consécutive au scorbut.......... 60
Gastralgie.......... 60
Névralgie de la face et des membres.......... 61
Anémie.......... 61
Accidents consécutifs aux fièvres intermittentes.......... 62
Bronchite chronique. — Catarrhe pulmonaire.......... 62

Angine catarrhale. — Laryngite catarrhale et tuberculeuse..... 64
Phtisie pulmonaire..... 66
Affections diverses..... 72
V. — Obligations particulières médicales et administratives du Médecin-traitant à l'Hôpital d'Amélie..... 73
Examen d'arrivée..... 73
Surveillance du traitement thermal..... 75
Examen de départ..... 76
Obligations administratives..... 76

DEUXIÈME PARTIE

LE MILIEU THERMAL

I. — Esquisse topographique et climatologique d'Amélie-les-Bains..... 82
II. — Influences saisonnières, leurs relations avec le traitement thermal 90
Période d'hiver..... 93
Période d'été..... 95
III. — Choix du système thermal approprié aux saisons, aux maladies et aux tempéraments..... 96
IV. — Conseils hygiéniques aux baigneurs..... 101

APPENDICE

Système balnéo-thérapique des Thermes civils..... 107
Thermes Pujade..... 108
Thermes Romains..... 109

ANGERS, IMPRIMERIE P. LACHÈSE ET DOLBEAU, CHAUSSÉE SAINT-PIERRE, 4.

(MODÈLE DE CARNET D'OBSERVATION)

HOPITAL THERMAL MILITAIRE D'AMÉLIE-LES-BAINS

e SAISON D

e DIVISION

M Médecin-Major de classe

MÉDECIN TRAITANT

CARNET D'OBSERVATION

DES MALADES TRAITÉS DANS LA DIVISION

TRAITEMENT THERMAL

PRESCRIPTIONS	1re semaine		2e		3e		4e		5e		6e	
	T	D	T	D	T	D	T	D	T	D	T	D
BAINS (piscine).....												
DOUCHES résolutives latérale, en pluie, etc..............												
DOUCHES révulsives verticale, en arrosoir............												
BOISSON............												
Etc.												

T Température.
D Durée.

ACCIDENTS DU TRAITEMENT

1re semaine — sueurs — agitation le e jour, etc.

2e — embarras gastrique, diarrhée — 3 j. suppression

etc.

N° (DU LIT)

Noms............

Régiment.........

Age..............

Taille............

Poids.............

Diagnostic.

Examen d'arrivée :

NOTA. — Dans les cas de maladie de poitrine, placer ici les schéma des planches.

Examen de départ, modifications survenues :

Résultat :

GRIFFON — CAPTAGE — GALERIES — CONDUITE DE L'EAU SULFUREUSE

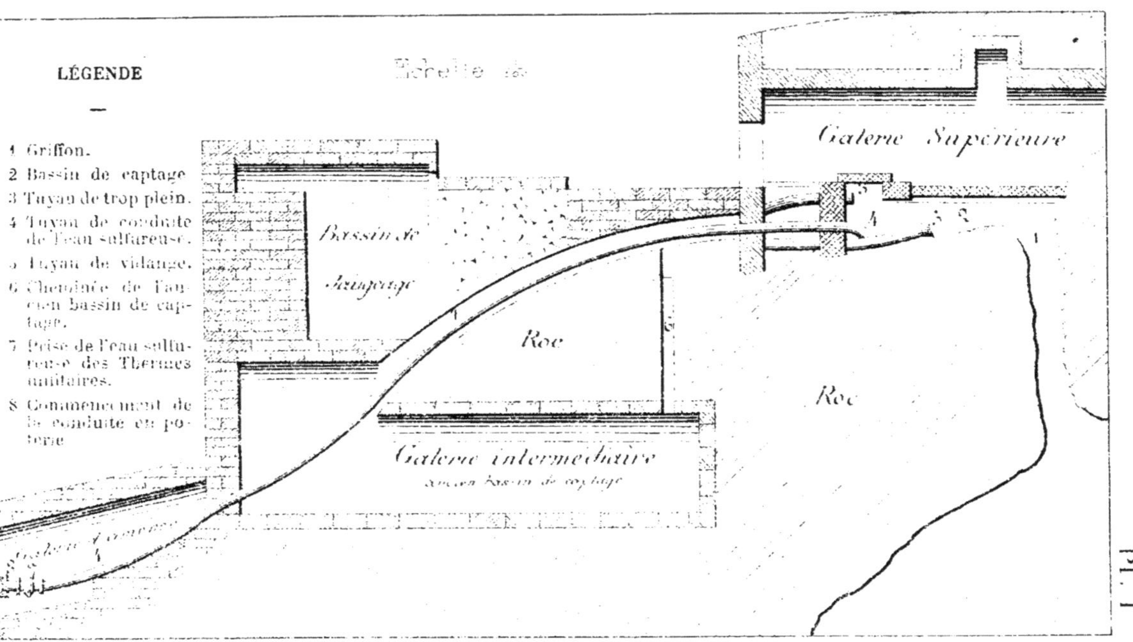

Pl. II

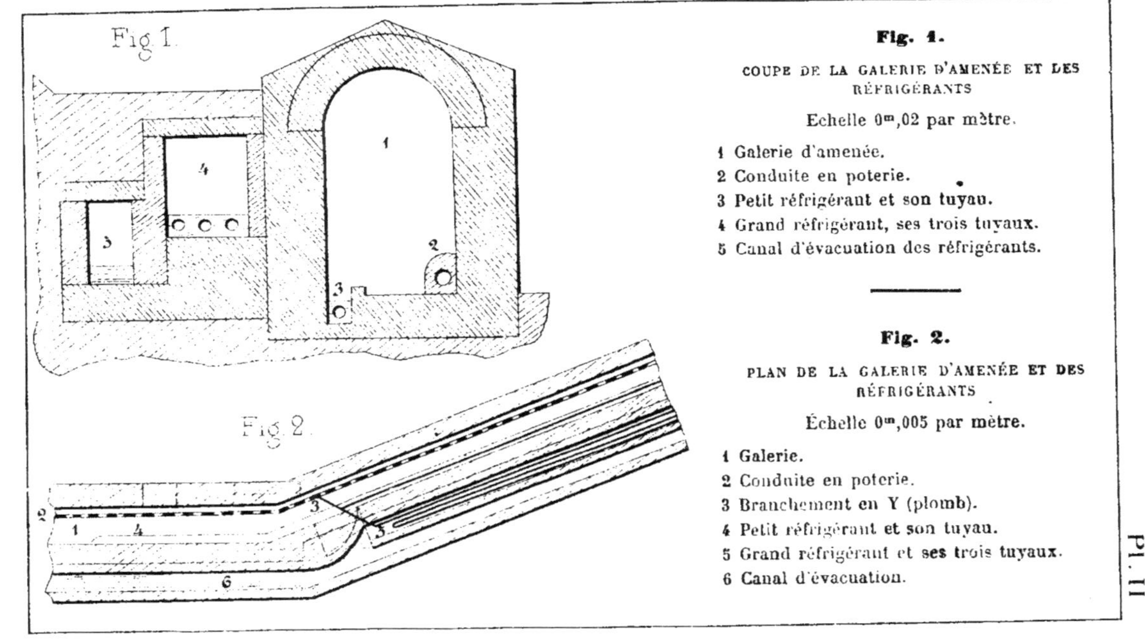

Fig. 1.

COUPE DE LA GALERIE D'AMENÉE ET DES RÉFRIGÉRANTS

Echelle 0m,02 par mètre.

1 Galerie d'amenée.
2 Conduite en poterie.
3 Petit réfrigérant et son tuyau.
4 Grand réfrigérant, ses trois tuyaux.
5 Canal d'évacuation des réfrigérants.

Fig. 2.

PLAN DE LA GALERIE D'AMENÉE ET DES RÉFRIGÉRANTS

Échelle 0m,005 par mètre.

1 Galerie.
2 Conduite en poterie.
3 Branchement en Y (plomb).
4 Petit réfrigérant et son tuyau.
5 Grand réfrigérant et ses trois tuyaux.
6 Canal d'évacuation.

Pl. III

Arrivée de l'eau sulfureuse dans les Réservoirs.
LÉGENDE
1 Galerie d'amenée, pourvue de la conduite en poterie ——— (eau chaude) et du petit réfrigérant.
2 Grand réfrigérant et ses trois tuyaux.
3 et 4 Entrée de l'eau réfrigérée dans le réservoir nº 2.
5 Prise directe d'eau réfrigérée.
6 Prise directe d'eau sulfureuse chaude.
7 Prise d'eau douce pour les besoins généraux de l'Hôpital.
8 Canal d'alimentation du grand réfrigérant.
9 Canal d'alimentation du petit réfrigérant.
Nº 1
Nº 2
Nº 3
Filtres
1
2
3
4
5
6
7
8

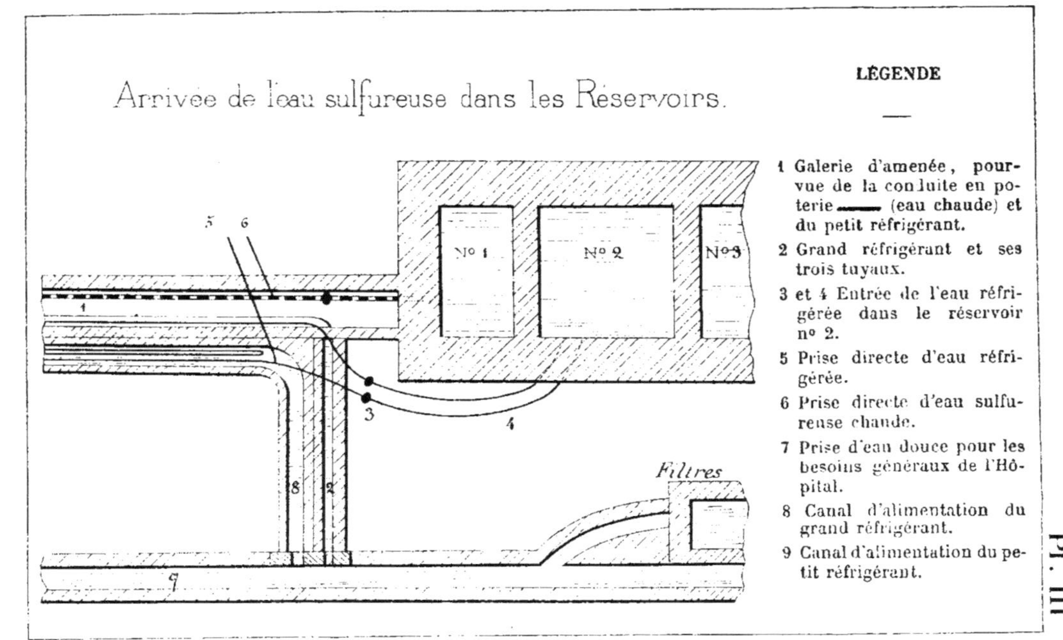

LÉGENDE

A Filtres.
B Réservoirs.
C Citernes.
D Thermes.

1 Vestiaire de la piscine des Officiers.
2 Cabinet de cinq baignoires avec douches.
2 *bis* Piscine des Officiers (pour 17 personnes).
3 Cabinet de deux baignoires (bains mitigés).
4 d° d°
5 Douche ascendante (elle peut être mitigée).
5 *bis* Vestiaire des étuves.
6 Chauffe-linge et bain russe.
7 Douche à vapeur.
8 Étuve à gradins.
9 Boîte à vapeur.
10 Douche moyenne.
11 d°
12 d°
13 Vestiaire de la piscine natatoire (pourvu d'un séchoir chauffe-linge).
13 *bis* Piscine natatoire (pour 46 personnes).
14 Bains et douches.
15 Douche moyenne.
16 d°
17 d°
18 Grande douche et douche écossaise.
19 Grande douche.
20 Bain et douche.
21 Cabinet de deux baignoires.
22 d°
23 Piscine des Sous-Officiers (pour 26 personnes).
23 *bis* Vestiaire des Sous-Officiers (pourvu d'un séchoir chauffe-linge).
24 Appareils de pulvérisation (6 appareils, 4 en coupe, 2 en jet).
25 Salle de repos des Officiers non hospitalisés.
26 Salle d'inhalation.

(Échelle de $0^{m},002$ par mètre.)

Pl. IV

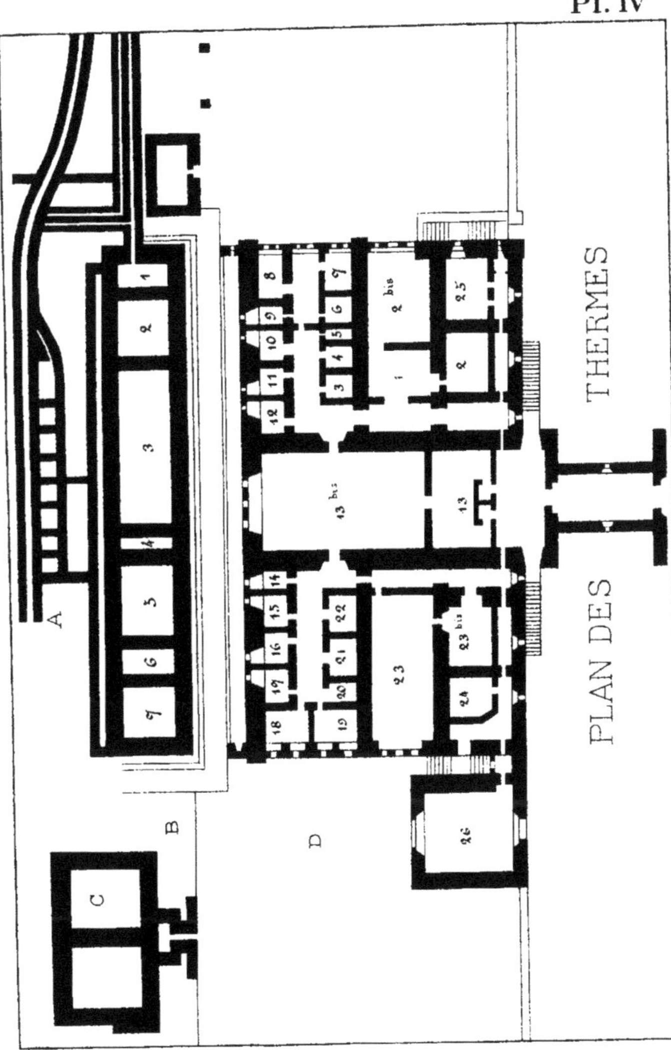

Pl. V

TOPOGRAPHIE PULMONAIRE

Signes conventionnels

AUSCULTATION

Souffle
- à l'inspiration..........................
- à l'expiration..........................
- aux deux termes..........................

Râles
- ronflants, nés sur place ... communiqués
- sibilants..........................
- fins..........................

Frottements..........................

Craquements..........................

Diminution du murmure vésiculaire..........................

Silence..........................

(Ces deux derniers signes doivent être verticaux et contenus dans le schéma.)

PERCUSSION

Matité..........................

Submatité..........................

Emphysème..........................

Vibrations
- augmentées..........................
- diminuées..........................
- supprimées..........................

(Ces trois derniers signes se placent en dehors du schéma.)

Hypertrophie du cœur..........................

Palpitations simples..........................

Pl. VI

Schéma de l'Observation 1. (page 67.)
Examen d'arrivée
Examen de départ
Clavicule
Face antérieure du Thorax
Côté droit
Côté gauche
Face postérieure
Omoplate
Côté gauche
Côté droit

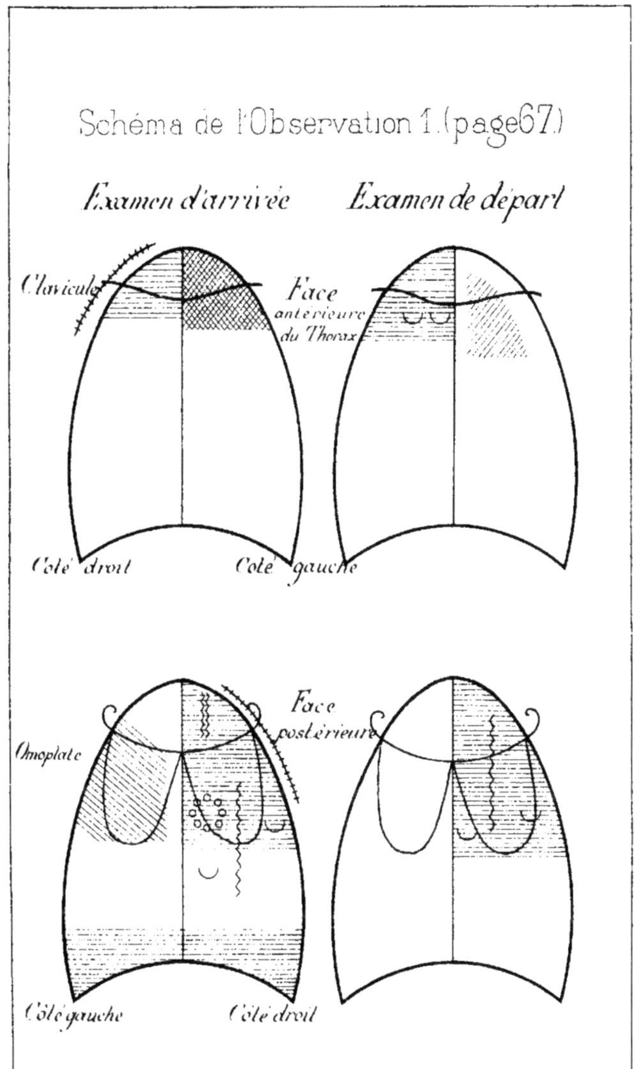

Pl. VII

Schéma de l'Observation 2 (page 67)
Examen d'arrivée
Examen de départ

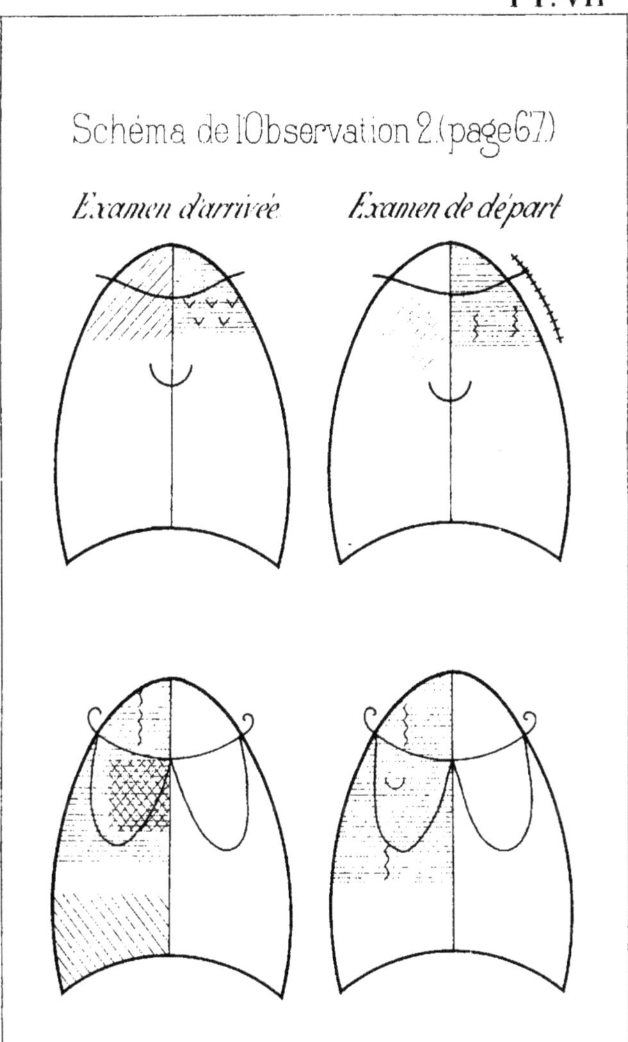

Pl. VIII

Schéma de l'Observation 3.(page 68.)

Examen d'arrivée

Examen de départ

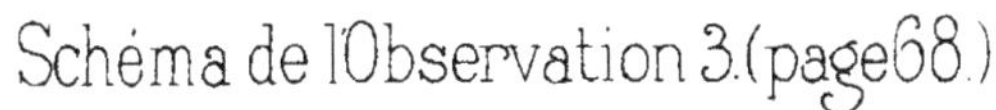

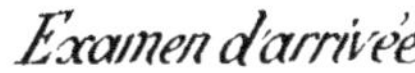

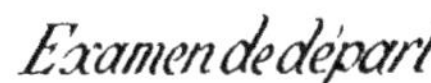

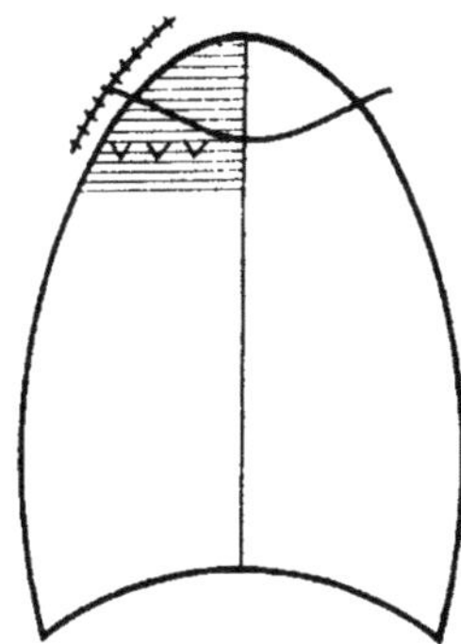

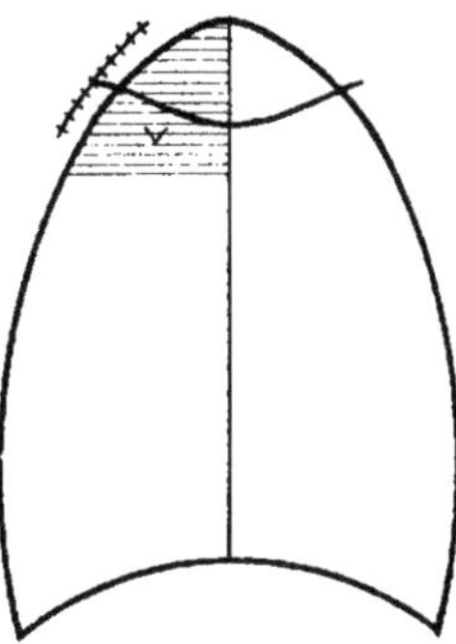

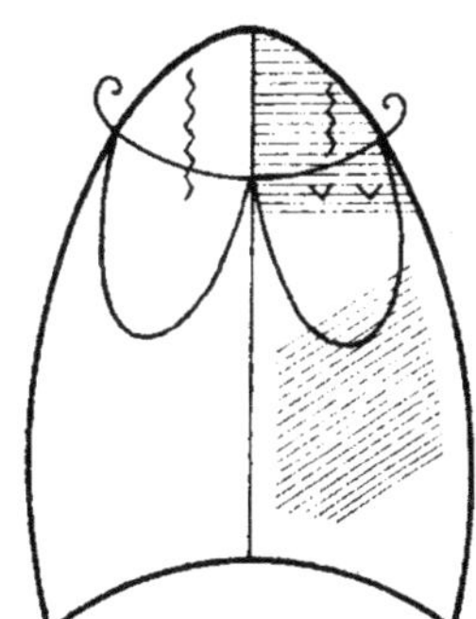

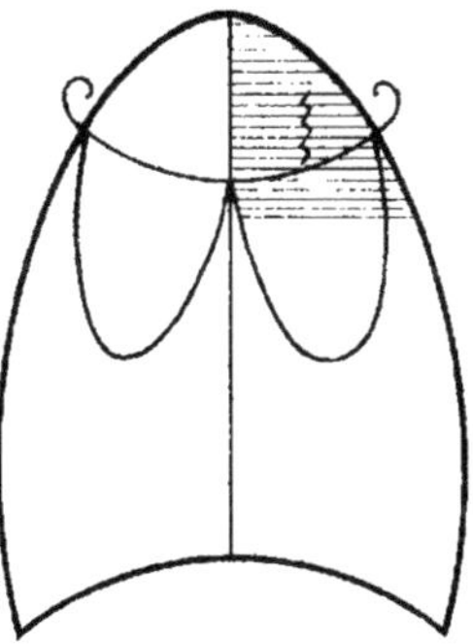

www.ingramcontent.com/pod-product-compliance
Ingram Content Group UK Ltd.
Pitfield, Milton Keynes, MK11 3LW, UK
UKHW020917180726
13838UKWH00002B/592

9 782329 422183